医政羅針盤

激動する医療と政策の行方

医政羅針盤

はじめに

医療制度改革の取り組みが多岐にわたって進められている。急激な少子高齢化という人口動態の変化を経験するなかで、それに伴う需要変化に対応した医療・介護提供体制の見直しが進められている。また、医療費の増加が続くなかで、政府においては、医療費の伸びの抑制策が幾度にもわたり議論の俎上に載せられている。国民の生命を直接的に左右する分野であるがゆえに、医療の質の確保と向上への要請もますます高まっている。今から10年前には「医療崩壊」ということが一種の流行語のように語られていた時代もあったが、今はそうした声が表舞台からは消える一方、医療界では、地域包括ケアシステムの構築に向けた在宅医療や医療・介護連携の推進、診療報酬改定における7対1算定病床の要件厳格化や地域包括ケア病棟の創設、都道府県が策定する地域医療構想をつうじた医療機能の再編、混乱の度を深める専門医制度改革、相次ぐ高額薬剤の登場と費用対効果評価の試行的導入など、数多くの話題が注目を集め、到るところで活発な議論が行われている。

しかし、それらの動きについて冷静に分析を積み重ねていくと、表面的な議論の盛りにあがりに反して、必ずしも十分に問題点が検討されているとはいえないものも多く存在し、一面的であるとの謗りを免れない政策が散見されるのも事実である。しかも、ある程度の中長期的な方向性が示されていながらも、その時々の場当たり的な対応や、整合的ではない政策も出現しており、医療現場には、果たして今後の医療政策がどうなっていくのか、不安や疑問を呈する声も少なくない。とくに、この数年間の政策の基礎をなしてきた「社会保障・税一体改革」においては、「社会保障の機能強化」や、医療・介護費用の（現状投影シナリオを上回る）増加を見込んだ改革の将来シナリオが議論されていたはずだが、そのような方向性はいつの間にか姿を消し、今や費用抑制圧力が強まっている。しかし、「医療資源の集中投入」なき「機能分化」は、これまでも献身的に診療に従事してきた現場の医療従事者に、更なる負担を強いる可能性がある点を忘れてはならない。医療政策は、「機能強化」と「給付抑制」のあいだを揺れ動きながら、不透明感を増しており、大きな岐路に立っているともいえる。

本書は、毎月2回発行されている雑誌『医薬経済』で、2014年1月1日号以降、「医政羅針盤」として毎号連載してきた原稿を書籍としてまとめたものである。この連載は現在も継続中だが、2016年6月15日号掲載分までの合計60回の原稿のうち、特に重要なテーマを取り上げた39回分について、テーマに応じて順番を並び替えるなどしたうえで、誤字や事実関係の明らかな間違い、誤解を生むような表現などを修正したり、年を明記するなどして読みやすくした点などを除いては、基本的に掲載当時の原稿をそのまま再録している。したがって、それぞれの掲載号も記載している。ただし、その後の政策の推移や状況の変化などにより、とくに言及を必要とする点については、補注を付した。それぞれ独立した原稿から成り立っているため、読者の関心に応じて、どこから読んでいただいても構わない。

この2年間に指摘した問題点の多くは、今も色あせていないと自負している。また、予測としては外れてしまった内容も含め、過去2年半にわたる議論を「時代の証言」として提示することにより、この間の推移を振り返ることは、今後の医療政策のあり方を検討するうえでも、大いに参考になると考えている。それが実際にどこまで実現できているのかは、読者諸賢のご判断に委ねるほかないが、私としては、本書が、医療政策をめぐる議論の活性化に少しでも寄与することを希望してやまない。

目次

第1章

加速する医療提供体制改革の行方

第2章

医療費の増大と医薬品産業を取り巻く状況

第3章 混迷を深める「アベノミクス」と医療政策

第1章

加速する医療提供体制改革の行方

7対1要件厳格化と入院医療改革

最近の診療報酬改定で焦点となっているのは、7対1入院基本料の算定要件の厳格化だ。12年度改定、14年度改定に引き続き、16年度改定でも、7対1入院基本料の算定要件を厳格化する方向性が鮮明に示されており、今回の診療報酬改定の最大の目玉のひとつだと言える。とくに、「重症度、医療・看護必要度」の項目の見直しと、該当患者割合の15%から25%への引き上げは、多くの病院団体幹部らが指摘しているとおり、急性期病院にとって「極めて厳しい」内容となった。

病院によっては、比較的余裕をもって基準を満たせているところもあるが、大学病院などでも、何とか基準を超えているような、ライン上の病院があるようだ。いずれにしても、客観情勢として、7対1病床に相応しい患者像になっているかどうかを問う流れが、今後ともますます強まっていくことは確実である。7対1入院基本料の算定要件厳格化は、16年度改定で終わりではない。患者像に応じた急性期病床のふるい落としが進んでいくなか、「自称急性期」で中途半端なことをしていては、生き残りが難しくなってくる。

ただし、政策論として考えると、こうしたやり方には疑問が残る。

十分な検証が必要な仕組み

第1に、7対1病床の削減が自己目的化していることだ。7対1入院基本料に相応しくない病院があるのは否定しないが、7対1入院基本料の算定要件をどこまで厳格化する必要があるのか、7対1病床はどの程度が適正病床数なのかという議論が十分に深められているとは言えない。病床数を減少させるために、とにかく要件を厳しくすべきという議論になってしまっている。

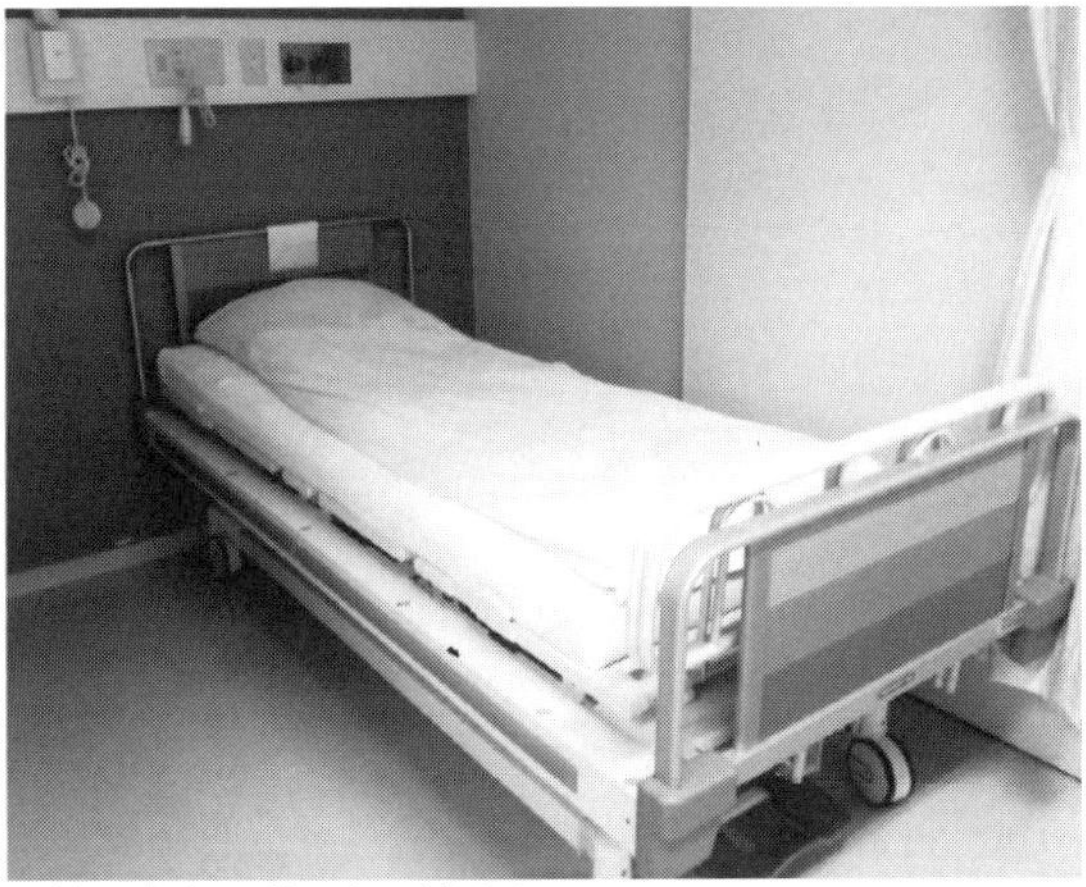

７対１病床はどこまで減るか

中央社会保険医療協議会での審議過程で、支払側委員は、該当患者割合をもっと高く引き上げることを提案した。曰く、該当患者割合が25％では、重症でない患者が依然として75％もいるというのである。だが、これは臨床現場の実態を無視した議論だ。「重症度、医療・看護必要度」を満たしていなければ、軽症というわけではないからである。「重症度、医療・看護必要度」は、あくまで入院患者の状態を評価するための診療報酬上の基準でしかない。

実際、厚生労働省保険局医療課の宮嵜雅則課長（当時）も、「『重症度、医療・看護必要度』は、『重症な患者さんの基準』ではなく、『重症な患者さんとして拾う基準』で

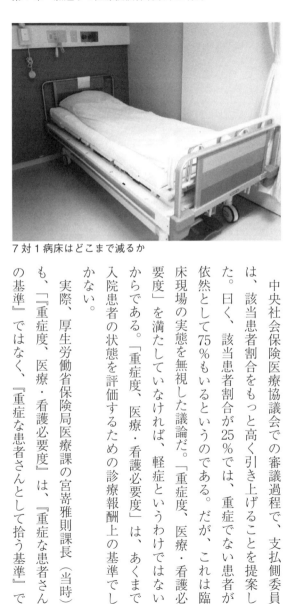

す」と説明したうえで、「例えば、C項目では、開頭手術をした患者については、『術後7日目までは重症』と決めました。しかし、8日目になったら退院できるのか、重症ではないのか、と問われれば、それは別問題。あくまで割り切って基準を作り、この基準に該当する患者さんの割合を25％以上と決めただけです。その拾い方をもう少し幅広くすれば、該当患者割合は30％以上にする、逆にもう少し狭くして該当患者割合を下げる、といった議論も、将来はあり得ると思います」と述べている（エムスリー『医療維新』16年3月23日掲載）。

これは、「重症度、医療・看護必要度」の説明として、そのとおりだと言えるが、そうだとすると、絶対的な基準があるのではなく、問題は、「拾い方の基準」をどのように「割り切る」かということになる。7対1病床の削減を政策目標に定めれば、病床数の推移に合わせて、基準を次々に厳しくすることにもなる。14年度改定では思っていたほど減らなかったという理由で、16年度改定で更なる厳格化が図られたのも、そのためである。7対1病床の削減ありきになれば、「重症度、医療・看護必要度」の基準は、朝令暮改になってしまう。

今回、中医協での議論の最終段階で、C項目（手術等の医学的状況）に「救命等に係る内科的処置」が含められることになった。厚労省が影響のシミュレーションで示していた15年秋の時点から、対象が少し拡大しており、7対1病床数の減少がどの程度見込まれているのか、必ずしも明らかではない。だが次回改定以降の対応を見極めるうえでも、今後の7対1病床数の推移を注視する必要がある。

第2に、こうした基準で7対1病床をふるい落とそうとしても、基準を満たすための「経営努力」を誘発するという問題がある。14年度改定のときに、事前の見込みほど7対1病床が減少しなかったのも、このためだ。診療報酬によって政策誘導しようとする場合、こうした副作用は生じやすい。診療報酬改定による影響は、よくも悪くも、事前の想定どおりにはいかない。それゆえに、診療報酬による政策誘導は難しいのだが、基準を満たすために過剰医療が行われれば、本末転倒だ。しかも、患者を受け入れるうえで、歪んだ選別も生じかねない。算定要件を満たすための「経営努力」が行われるとすると、7対1病床はさほど大きく減少しないかもしれない。今後の影響の十分な検証が必要だ。

第3に、病棟群単位の届出と機能分化の関係の問題である。7対1入院基本料から10対1入院基本料に変更する際に限り、18年3月末まで、7対1入院基本料と10対1入院基本料を病棟群単位で持つことが可能となった。激変緩和のために、言わばワンクッションを置くかたちで、10対1病棟への移行を軟着陸させる経過措置である。

病院団体などからは、今回のような経過措置としてではなく、もっと柔軟に病棟群単位の算定を認めるべきとの要望が出されている。患者像に応じた機能分化は病棟単位で行われればよいと考えれば、こうした要望にも一理ある。ただ、7対1病床数の削減をめざしている以上、実現は難しいかもしれない。今後も議論になる可能性はあるが、7対1病床と10対1病床の違いや、10対1入院基本料の算定要件も含め、整理が必要であろう。

このように、診療報酬上の誘導策には、さまざまな問題点があるものの、急性期病院では平均在院日数の短縮が進み、病床稼働率も低下していくことで、7対1病床は緩やかに減少していく可能性がある。診療報酬改定よりも、病床稼働率の低下が病院経営に大きな影響を与えるかもしれない。

そのほかの入院医療の改定内容としては、地域包括ケア病棟で、手術料・麻酔料が包括外となり、出来高算定可能となった。簡単な手術は、地域包括ケア病棟でも可能となるのは、手術の機能分化の観点から、注目される。ただし、ICUなどを持つ急性期病院は、地域包括ケア病棟を1病棟しか持てないという制限も加わる。大病院が患者を抱え込まないための措置だと思われるが、機能分化を病院単位で考えるのか、病棟単位で考えるのかは、整理が必要だ。地域の病院事情によっては、病床機能の見直しを阻害しかねない。

回復期リハ病棟にアウトカム評価が導入されたことも、注目される。リハビリの効果の実績が一定水準に達しない場合、6単位を超えた部分は入院料に包括となる。漫然としたリハの継続ではダメだというメッセージだが、宮嵜医療課長自身も、デメリットとして、病状の軽い患者や、症状が改善しやすい患者ばかりを集める「クリームスキミング」が生じる可能性を指摘している（3月13日開催「じほう」主催セミナーでの講演）。一定の対策は講じているが、アウトカム評価には難しい課題も多く、その影響に注目する必要がある。

（２０１６年４月15日号）

複雑化の一途を辿るＤＰＣ制度

見直しを重ねるたびに複雑怪奇な仕組みになるのは、診療報酬改定では日常茶飯事だが、ＤＰＣ制度も例外ではない。ＤＰＣ制度が複雑化しているのは、中央社会保険医療協議会でも、委員から繰り返し指摘されていることだ。15年11月20日の中医協基本問題小委員会で、日本医師会の中川俊男副会長は「もう数えきれないぐらいの見直しが提案されて、（中略）本当にわかっている人ははっきり言ってここで何人いるのですか」と述べたうえで、「これは国民に誰も説明できませんよ。こういう制度をどんどん複雑化していっていいのでしょうか。私は極めて問題だなと思います」と指摘している。

今回の16年度改定では、「機能評価係数Ⅱ」に「重症度係数」が新設された。この係数については後述するが、４月22日に開催された日本病院団体協議会の代表者会議では、終了後に記者会見した神野正博議長によると、重症度係数が「ブラックボックス化」しており、機能評価係数Ⅱの項目や係数の決め方について、「極めて憂慮する意見」が出されたもようだ。

対象病院でもわかりいくい

こうした批判が相次いで示されることからも明らかなように、ＤＰＣ制度が複雑化することで、不透明になっているとの印象を持っている関係者は少なくない。制度の見直しのすべてに問題があるというわけでないのは当然で、制度が運用されるなかで、改善を図るために精緻化されている面もある。しかし、それがわかりにくさに拍車を掛けるとともに、今回の16年度改定で新設された重症度係数のように、疑問を拭い去ることのできない内容が含まれていることも事実だ。

ＤＰＣ制度は、03年度に特定機能病院を対象に導入されてから、早くも13年が経過し、採用する病院も大幅に増加し、急性期入院医療の評価体系として定着してきた感がある。そうなると、制度導入に当たって設けたルールに見直しが必要になってくること自体、ごく自然なことである。その代表的な例が「調整係数」の廃止だ。

調整係数とは、ＤＰＣ制度の導入に伴う激変緩和のため、各病院が前年度並みの収入を確保できるように設けられたものである。あくまでＤＰＣ制度への円滑な移行のための措置であることから、現在、これまでの調整係数を基礎係数と機能評価係数Ⅱへと、段階的に置き換える作業が進められているところだ。最終的に移行が完了する18年度改定も迫っている。

病院によっては、調整係数の廃止が収入に大きな影響を及ぼす可能性がある。厚生労働省保険局の宮嵜雅則医療課長（当時）も、４月21日に東京都内で開催された講演会で、18年度改定に向けた課題として、「調整係数の廃止で病院経営に困るような事態が生じないように対応する必要がある」と述べていた。

調整係数の段階的廃止が進むなか、重要性を増しているのが、機能評価係数Ⅱである。機能評価係数Ⅱは、保険診療係数、効率性係数、複雑性係数、カバー率係数、救急医療係数、地域医療係数の６つに加えて、14年度改定で後発医薬品係数が追加され、今回の16年度改定でさらに重症度係数が追加され、８項目となった。機能評価係数Ⅱとは、「医療提供体制全体としての効率改善等へのインセンティブ（医療機関が担うべき役割や機能に対するインセンティブ）を評価したもの」であり、それぞれの計算方法に基づいて、評価が行われている。これ自体は、ＤＰＣ制度の設計上、必要な対応であると考えられる。

これだけでも複雑に見えるかもしれない。だが、地域医療係数のように、多くの評価項目から構成されるものがあったり、基礎係数に設けられているⅠ群（大学病院本院）、Ⅱ群（Ⅰ群並みに高機能な病院）、Ⅲ群（それ以外）という病院群ごとに評価する係数と、全群共通で評価する係数があったり、機能評価係数Ⅱの各係数への報酬配分は等分とされている一方、各係数の重みづけについては、分散が一定になるように標準化も行われたりしており、それぞれの病院にとっては、なぜ係数が告示されたような数値になっているのか、わかりにくくなっている。

こうしたなかで今回新設されたのが、重症度係数である。この係数は、「診断群分類点数表では表現し切れない、患者の重症度の乖離率を評価したもの」であり、具体的には、「当該医療機関の包括範囲出来高点数／診断群分類点数表に基づく包括点数」を評価することとなっている（ただし、救急入院2日までの包括範囲出来高点数は、救急医療係数で評価しているため、除外される）。

医療資源投入量が多いことが、重症患者に対応しているという前提のもと、包括点数に比べ、包括範囲の出来高点数が高いほど、重症度係数が高くなるということである。ところが、こうした評価方法では、DPC制度が本来めざしている診療の標準化・効率化が進んでいない病院まで評価してしまうことになるのではないだろうか。

重症度係数が新設されることになったのは、調整係数廃止の影響の激変緩和のためである。先に紹介した宮嵜医療課長の発言にも見られるように、18年度改定に向けて、病院経営上の大きな問題となってくる。

だからと言って、「ブラックボックス化」していると病院側から批判されるような方法で対応しても、十分な理解が得られないし、DPC制度では、包括点数以上の医療資源投入を行うと、病院にとっては、「持ち出し」になってしまうため、標準化・効率化のインセンティブを働かせてきたはずである。

重症度係数によって、無駄な医療資源投入が多い病院も評価されることは、適切とは言えないだろう。重症度係数で評価されるとしても、持ち出し分のすべてが賄われるわけではないと考えられることから、標準化・効率化のインセンティブがなくなるわけではないのかもしれない。しかし、各病院が係数をアップさせようと努力するならば、本末転倒な結果をもたらしかねない。

しかも、診断群分類点数表で重症度が評価し切れていないというのであれば、むしろＤＰＣの分類や点数設定に問題があると言えるかもしれない。16年度診療報酬改定で、脳血管疾患、糖尿病、肺炎を対象に、重症度を考慮した評価方法の「ＣＣＰマトリックス」が試行導入された。これが今後、どのように広がっていくのかはわからないが、重症度に対する評価としては、これらの見直しとの関係も踏まえる必要があるだろう。

16年度改定では、Ⅱ群病院を選定する実績要件についても見直しが行われ、内科系技術の評価が追加された。これまで、内科系の診療機能が十分に評価されていなかったため、適切な方向での見直しだと言えよう。その結果、Ⅱ群の病院数は、以前の99病院から41病院増加し、１４０病院となっている。ただし、Ⅱ群の基礎係数はⅢ群よりも高いが、群別に評価する機能評価係数Ⅱもあり、基礎係数と機能評価係数Ⅱの合計値は、必ずしも上がるとは限らない。厚労省も以前から、合計値では、Ⅱ群がⅢ群よりも高いとは限らないと繰り返し説明しているが、こうした状況になるのも、病院にとっては理解しにくいのかもしれない。

専門家は、制度を精緻化しようとして、ともすれば複雑に設計しがちだが、理解を得られなくなってしまっては意味がない。過ぎたるは猶及ばざるが如しなのだ。

（2016年5月15日号）

実態を不透明にする改定手法への懸念

16年度の診療報酬改定は、本体部分を0・49％引き上げ、▲1・33％となった薬価・材料価格と合わせ、全体で▲0・84％とすることが決まった。前回14年度改定での消費税補填分を除くと、実質的に2回連続のマイナス改定となり、厳しい結果となった。財務省などから、本体部分も引き下げるべきとの声さえあったことを考えると、本体部分の引き上げ幅が前回（実質プラス0.1％）を上回ったことは、辛うじて評価できる。

しかし、今回は計算方法を変更しており、従来のベースだと「全体で▲1・03％」になると厚生労働省は説明している。これは、薬価における通常の「市場拡大再算定」を改定率の「外枠」扱いしているためであり、これを含めると、▲1・03％の引き下げになる。また、「制度改正に伴うもの」として「外枠」扱いされている項目には、1000億円超の巨額医薬品に対して新たに適用される「特例再算定」や、大型門前薬局に対する評価の適正化なども含まれており、実質的なマイナス幅はさらに拡大する。

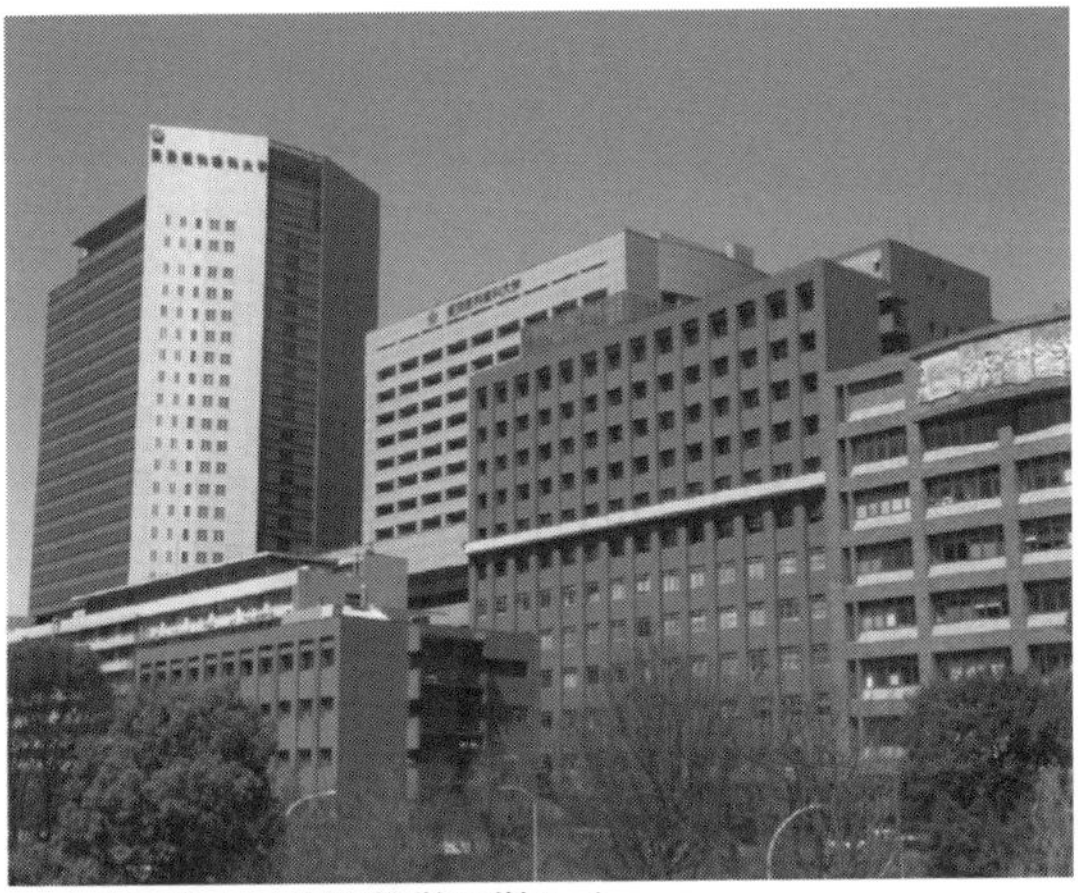
マイナス改定で病院経営は厳しく

つまり、発表された改定率以上に、実際の引き下げ効果があるということだ。これは、さまざまな関係者に配慮した末に編み出された発表方法なのだろうが、こうした手法が定着すると、薬価改定財源を本体改定財源に充当しないことが恒常化し、「外枠」を改定率と分割することで、実態さえ不透明になり、実質的にマイナス改定を既成路線化することになりかねない。最近の診療報酬改定では、何をもって改定率とするのか、はっきりしない状況が続いており、ごまかしの手法が一般化しないように注意する必要がある。

他方、診療報酬改定率自体にどこまで厳密性が求められるのかという観点からは、議論の余地があるのも確かである。医療費の「Ｐ（価格）×Ｑ（数量）」という関係において、Ｑの変化は一定の前提を置いたうえで、改定率の枠内に収まるようにＰの調整を行っているからだ。つまり、実際にＱがどのように変化するのかを事前に見通すことは不可能だから、事後的に見て、実際の改定効果は異なってこざるを得ない。とはいえ、診療報酬改定によって、医療機関経営に甚大な影響が出る以上、改定率に意味があることは間違いない。

どうなるＤＰＣ病院の改定率

今回は本体がプラス改定になったと言っても、ＤＰＣ／ＰＤＰＳの仕組みでは、包括範囲に係る報酬水準について、診療報酬改定を反映させるために、機能評価係数Ⅰを除いた医療機関別係数に対して、全体改定率を乗じることになっている。すなわち、全体改定率がマイナスになると、ＤＰＣ病院では、包括範囲全体に引き下げの影響が及んでしまうのだ。１日当たり点数に薬剤費なども包括されているために、こうした補正ルールが設定されているわけだが、ＤＰＣ病院にとっては、かなり厳しいルールだと言える。

これに則って、14年度改定時にも、全体改定率として、表面上の改定率（プラス0.1％）ではなく、消費税補填分を除いた実質的な改定率（▲１・26％）が医療機関別係数に掛けられた。大規模急性期病院は、ＤＰＣ／ＰＤＰＳを採用している場合が多いが、それらの病院は、多額の設備投資を行わざるを得ず、消費税負担分の補填が不適切かつ不十分であるうえに、包括範囲全体にマイナス改定が作用するという仕組みによって、厳しい経営を強いられた。

16年度改定では、医療機関別係数を補正するために、公式発表通りの全体改定率（▲０・84％）が用いられるのか、塩崎恭久厚労相まで言及している実質的な全体改定率（▲１・03％）が用いられることになるのか、現時点でははっきりしない〔補注：結局、公式発表の改定率ではなく、▲1・03％が用いられることになった〕。だが、ご都合主義的な数字の用い方をすべきではない。

これ以外にも、本体の財源配分について、調剤への切り込み圧力が強かったなかで、「医科：歯科：調剤＝1：1.1：0.3」の比率を維持した格好になっているものの、大型門前薬局の評価の引き下げは「外枠」であるため、実質的には配分割合は崩れている。こうした方法は、政治的には一定の意味があるとしても、政策論としては、意味がないばかりか、極めてわかりにくい。

数字のつくり方自体に問題を感じる改定ではあるものの、改定率が決まった以上、今後の焦点は、2月中旬までに決まる具体的な改定内容だ。これまでも中央社会保険医療協議会で議論が進められてきたが、残り1ヵ月で、結論に向けて細部が詰められる。さまざまな論点があるが、医療機関の機能分化が大きな課題となっているなか、14年度改定に引き続き、7対1一般病棟入院基本料の要件厳格化に注目が集まっている。

15年12月9日に開催された中医協総会では、「重症度、医療・看護必要度」の見直しが議論された。従来から入院医療分科会で検討されてきたように、A項目の「専門的な治療・処置」に「無菌室治療」を追加すること、新規項目で「救急搬送」を追加すること、B項目で「起き上がり」と「座位保持」を削除する代わりに、「危険行動がある」と「診療・療養上の指示が通じない」を追加することに加えて、手術直後の評価を盛り込んだ「M項目」〔補注：その後、「C項目」と名称を変更〕を新設する方向だ。しかし、問題は、基準を満たす患者割合である。

厚労省の推計では、項目の見直しにより、対象患者が1・32倍に増えるため、基準を満たす患者割合を現行の「15％以上」から「25％以上」へと引き上げるシミュレーションが示された。これが現実化すると、かなりの病院に影響が出ることが予想される。厚労省によると、25％以上にした場合に基準を満たせなくなる病院は、43％にもなる模様だ。ただし、該当しない患者が一部の病棟に集約されていると仮定すれば、実際に影響を受ける病床数自体は約1割である。7対1から10対1に変更する場合には、一時的に病棟群での算定を認める（つまり、基準を満たせる病棟は7対1のままで、満たせない病棟だけ10対1に転換する）という例外的措置とセットで提案したのである。

中医協では、診療側から慎重論が出たものの、支払側からはもっと高くすべきとの意見や、平均在院日数の要件なども厳しくすべきとの意見が出ている。結論は今後の議論次第だ〔補注：最終的に「重症度、医療・看護必要度」については、新基準での割合は25％となった。平均在院日数の要件の変更は行われなかった〕が、14年度改定後に思っていたほど7対1病床が減らなかったからといって、要件のさらなる厳格化で締め付けるというやり方には、疑問がある。逆に、要件を満たそうとする「努力」を病院側に誘発しかねない。また、術後すぐの患者がICU（集中治療室）やHCU（ハイケアユニット）などを経由するか、一般病棟に直接戻ってくるかによって、一般病棟の「重症度、医療・看護必要度」は左右されることになる。要件を厳しくすると、看護配置が2対

1のICUや4対1のHCUと、7対1病床の違いが不明確になりかねないが、これらを同列に論じることは本来的な機能に照らしておかしく、ケアの質の観点からも、適切とは言えない。平均在院日数をさらに短縮させると、現状の平均在院日数を前提に推計している「地域医療構想」の必要病床数とも整合性が取れなくなる。

改定率の議論では、1700億円削減ありきの数字合わせになってしまったが、個別項目の検討に当たっては、そうした一面的な議論にならないことが望まれる。（2016年1月15日号）

機能分化の行く手に立ち込める不透明感

14年度診療報酬改定は今後の医療提供体制の再編に向けて大きく舵を切る注目すべき改定となった。細部にわたってさまざまな小仕掛けもあり、担当者の工夫の跡が窺える。評価すべき点も多いが、首を傾げるような内容が含まれているのも事実だ。

7対1病床の絞り込みの根拠のように使われている「ワイングラス型」から「ヤクルト型」への移行図には、違和感がある（図参照）。将来像を表す「ヤクルト」は全病床を図示している一方、現状を表す「ワイングラス」は一般病棟入院基本料算定病床と療養病棟入院基本料算定病床のみで、

病床体系の現状と将来像を示した厚生労働省の概念図

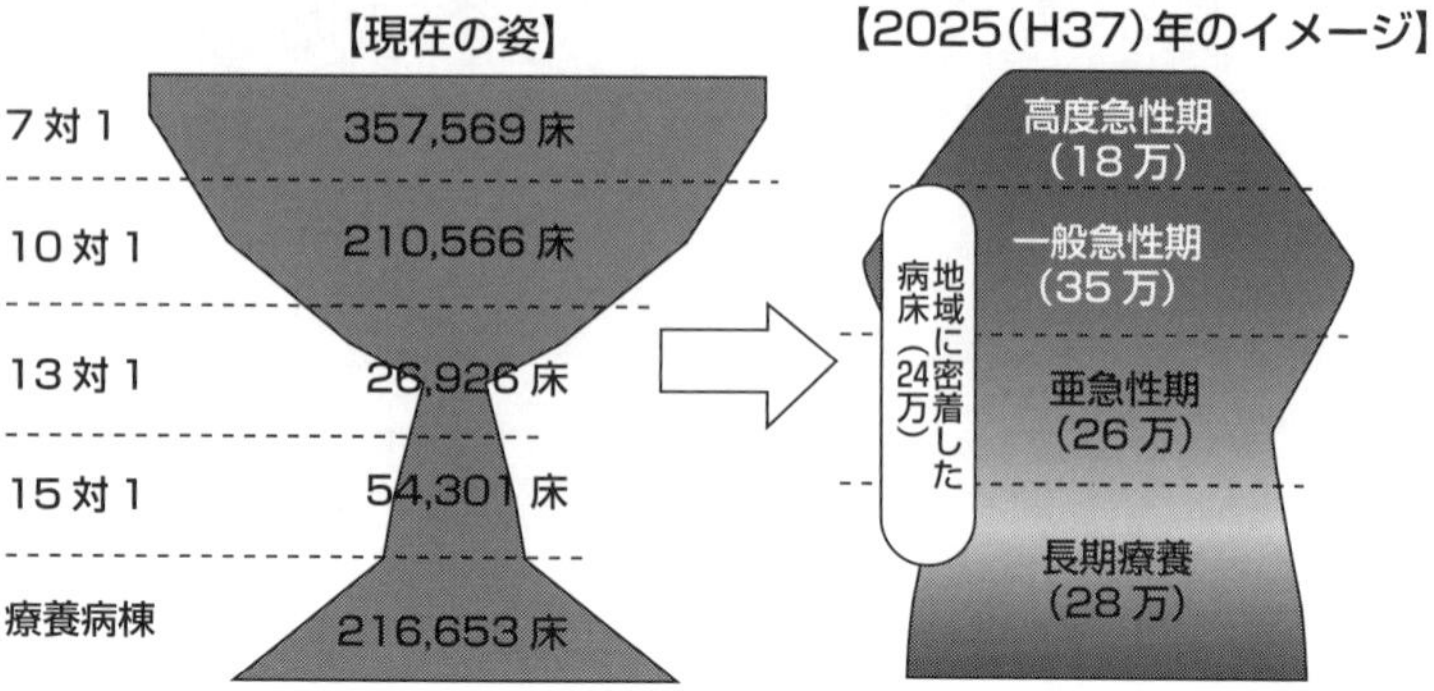

保険局医療課調べ（中医協総会第256回〈2013年11月13日開催〉資料）

それ以外の各種特定入院料算定病床が描かれていない。「ワイングラス」では7対1が最上位となっているが、「高度急性期」については、中央社会保険医療協議会での論議を通じて、ICU（集中治療室）やNICU（新生児集中治療室）、総合入院体制加算1（14年度改定で厳格化された加算）を算定する病床などであると確認されている。つまり「7対1＝高度急性期」ではないのに、「将来像に比べて7対1が過剰」と言っていたのだ。しかも、「ワイングラス」にはICUやNICUは含まれていない。

それだけではない。後付けで、亜急性期病床と回復期リハ病棟を示す「コブ」が、13対1病床と15対1病床の横に加筆されるようになったが、当初の「ワイングラス」には描かれていなかった。亜急性期相当の病床が少ないのは確かだが、その「コブ」すらないままに議論していたのだ。

厚生労働省は明言を避けているが、財務省の説明では、14年度改定で7対1病床を9万床削減すると見込んでいるらしい。もちろん、7対1の看護配置に相応しくない病床があるのは事実で、その見直しは必要だ。だが、実態を正確に捉えられない恣意的な図を根拠に7対1病床を9万床削減するという議論はいかがなものか。理屈が立たないし、非現実的だ。

「急変時の受け入れ」が焦点

14年度診療報酬改定では、7対1病棟の要件厳格化と地域包括ケア病棟の創設が行われる一方、10対1、13対1、15対1の各病棟はほとんど手付かずとなっている。

例えば、7対1病棟では要件の重症度・看護必要度の項目が、急性期病床に相応しい患者像を反映するように見直され（名称も「重症度、医療・看護必要度」となった）、それは地域包括ケア病棟でも、一部だが要件として適用された。だが、両病棟の間に位置する10対1病棟については、要件に組み入れられることなく、加算評価のままにとどめられている。

おそらく、今回は7対1と地域包括ケア病棟に手一杯で、ほかは16年度改定以降、状況を見ながら対応を考えていくというのが厚労省の算段かもしれない。とすれば、7対1病棟から地域包括ケア病棟への移行が小幅にとどまり、10対1病棟ばかりが増えていけば、今度はそこをターゲットに見直しを行うことになるのではないか。

今回、7対1病棟について厚労省は、その果たすべき機能を「複雑な病態をもつ急性期の患者に対し、高度な医療を提供する」（中医協入院医療分科会とりまとめ）ものと定義し、それを要件厳格化の根拠とした。だが、「急性期」という病期に関しては、すでにＤＰＣ評価分科会で「患者の状態が不安定な状態から、治療によりある程度安定した状態に至るまで」との定義がある。当然、中医協では概念整理のため、「ＤＰＣは7対1か10対1なので、ＤＰＣの定義から7対1の定義を引いたものが10対1なのか」（日本医師会・鈴木邦彦常任理事）という質問も発せられたのだが、入院医療分科会の武藤正樹分科会長は、「定義は総会で検討していただければ」とだけ答え、宇都宮啓医療課長（当時）からの回答もなく、議論は深まらなかった。

患者像に明確な断層が存在しない以上、どのような基準で機能分化を進めるかという議論は難しい。しかし、具体的にそれを診療報酬で評価しようとするからには、全体について明確な考え方がまず整理されてしかるべきである。でなければ、医療機関にとって、将来的な予見可能性が大きく損なわれてしまう。イタチごっこのような改定だけは厳に慎むべきだ。

14年度診療報酬改定の大きな柱である地域包括ケア病棟は、機能として見ると、地域に密着した中小病院が今後果たすべき役割を示すものとして、大いに注目される。

ただ、同病棟の看護配置は13対1とされているわけで、であれば、既存の13対1一般病棟（出来高算定）との関係は今後どのように整理されるのだろうか。

点数としては２５５８点（地域包括ケア病棟入院料１：14年度時点）と高めの設定となっているが、これは従来の亜急性期病床とは違い、リハビリも包括されているためだ。必ずしも患者全員にリハビリを提供する必要はないが、疾患別リハもしくはがん患者リハの届出が必須で、一定のスタッフの配置が求められている。ただ、充実したリハビリを提供すると足が出るので、そのような患者が多いのなら、回復期リハ病棟のほうが有利だ。

他方、急性期の後方機能としては療養病棟もある。12年度改定で「救急・在宅等支援療養病床初期加算」が設定され、14年度改定では「在宅復帰機能強化加算」が新設された。これらを算定するような病棟は、地域包括ケア病棟の機能に近い。

もちろん、それぞれの病棟で想定する役割に違いがあるのは理解できるが、急性期後をあまりに細分化し複雑化すると、病床機能の選択が難しくなってくる。とくに医療資源の限られている地方では、病床機能の細分化は実態にそぐわなくなるのではないだろうか。

地域包括ケア病棟の機能で議論が必要なのは、厚労省が「亜急性期」の３機能のひとつとして提案し、診療側から反対意見の出た「急変時の受け入れ」についてである。

厚労省の考え方からは、例えば、在宅療養中に肺炎をこじらせた高齢患者が大規模急性期病院に殺到するのは望ましくなく、医療密度がさほど高くない患者に対応する受け皿を地域に整備すべきだということになる。だから、「２次救急病院」や「救急告示病院」であることを、地域包括ケア病棟の施設基準に選択項目で組み込み、さらに主治医機能の「地域包括診療料」（病院分）の施設基準にも必須項目で組み込んだりしたのだ〔補注：地域包括診療料については、16年度改定で、普及を促進するための施設基準の緩和により、２次救急病院または救急告示病院との要件は削除された〕。

現状でも、急性期機能について大病院と中小病院では、自ずから対応可能な診療内容に相違がある。だが、中医協総会での日本医師会中川俊男副会長の「急変時の受け入れは急性期。重症か軽症かは、あくまで診断したうえでの結果である」という発言にも示されるように、医療密度によって機能分化の制度上の線引きを設けようとしても、一筋縄ではいかない。

急変時の受け入れ機能として地域包括ケア病棟がどこまでの医療密度を担うべきなのかは、アプリオリに決まるのではなく、それぞれの病院の状況や同一医療圏内や近隣の病院の機能などにもよる。

機能分化は必然だけれども、実態とも齟齬のない形で全体像が構築されなければ、結局は「絵に描いた餅」に終わりかねない。

（２０１４年４月１日号）

病床「減反政策」報道の虚実

15年6月15日に政府の社会保障制度改革推進本部の「医療・介護情報の活用による改革の推進に関する専門調査会」が公表した医療機能別病床数推計を巡り、波紋が広がっている。この推計結果では、現状の134.7万床に対して、25年の必要病床数は115～119万床とされ、マスコミでも、「最大20万床削減」と大きく報じられた。

合計41道府県で病床大幅削減が強いられるかのような報道は、ミスリーディングである。今後、地域医療構想の策定が進められる予定だが、その「ガイドライン」もあくまで「参考」であり、「地域の実情に応じた」策定が求められている。また、「各医療機関の自主的な取組や医療機関相互の協議」を基本としており、強制的に枠をはめるような性格のものではない。

まるで大幅削減が既定路線であるかのような報道もあったことから、厚生労働省は、今回の推計結果は、「ガイドライン」で示した手法で、一定の仮定を置いて機械的に計算した「参考値」であり、「単純に『我が県は○○床削減しなければならない』といった誤った理解とならないように」と、注意喚起の文書を配布している。したがって、今回の推計結果に過剰反応することなく、正確かつ冷静な対応が求められる。

とはいえ、行き過ぎた報道が出る背景には、財務省や内閣府を中心に、強制力を持って病床を大幅削減すべきとの意見が根強いからで、そうした方面の影響が少なからずあるようだ。一定の数字上の基準を設けると、それを機械的に当てはめた推計結果が示され、いくら「参考値」だと言っても、あたかも「目標値」であるかのように、数字が独り歩きして、議論の流れを捻じ曲げる。こうした事態が生じる危険性は、政策立案の現場では、容易に想像できることだ。06年に厚労省が打ち出した「療養病床再編計画」など、過去の経緯を振り返っても、明らかだろう。

もちろん、これからの医療需要の変化と医療提供体制のミスマッチを解消するためには、病院再編は避けられない。とくに、高齢者の増加は緩やかにとどまり、大幅な人口減少が見込まれている地方では、患者数が減少していくため、ダウンサイズは当然の流れだ。だが、たとえ「参考値」であると言っても、今回の推計結果には違和感を拭えないし、議論も一面的に感じる。それは、病床機能を「医療資源投入量」で区分して推計していることに起因する。

地域医療構想では、病床機能を「高度急性期」「急性期」「回復期」「慢性期」の4つに区分し、それぞれの25年の必要病床数を推計することになっている。「ガイドライン」によると、入院基本料とリハビリ料を除き、「高度急性期」と「急性期」は3000点が境界線、「急性期」と「回復期」は600点が境界線、などとされている。しかし、医療機能は、医療資源投入量だけで測れるものではなく、さまざまな診療行為の特性や専門性などもかかわってくる。また、医師をはじめとする医療スタッフの配置状況などとの関係も含めて、医療機能を考える必要があるが、そうした視点が捨象されてしまう。

不明確な地域包括ケア病棟

「社会保障・税一体改革」の「改革シナリオ」では、「医療資源の集中投入」を行い、平均在院日数を大幅に短縮することにより、病床数を減らせるとしていたのに対して、今回の議論は、「医療資源の集中投入」なしの病床削減になっていると、日本福祉大学の二木立学長が指摘している（『週刊日本医事新報』15年6月27日号）。こうした状況になるのも、現時点での「医療資源投入量」に応じた病床区分だけで議論しているからだ。

なお、「ガイドライン」に示された推計方法は、「構想区域全体における医療需要の推計のための方法である。（中略）この推計方法の考え方が、直ちに、個別の医療機関における病床の機能区分ごとの病床数の推計方法となったり、各病棟の病床機能を選択する基準になるものではない」とされている。「直ちに」という言葉が加えられているところがミソなのかもしれないが、専門調査会は、今回の「第1次報告」のなかで、「病床機能報告制度の定量基準」の検討を求めている。そこで、厚労省も、「地域医療構想策定ガイドライン等検討会」を再開する方針を示した。

しかし、「病床機能報告制度の定量基準」と「ガイドライン」の推計方法が乖離すれば、各病院による病床機能選択と地域医療構想の内容は、矛盾をきたす。それを避けるには、「病床機能報告制度の定量基準」も「ガイドライン」の推計方法をベースにせざるを得ないのではないだろうか。こうした点が不透明なことも、さまざまな思惑が錯綜する原因となっている。

また、「ガイドライン」は、「将来も病棟ごとに選択した機能と患者像が完全に一致することを想定しているものではない」としている。入院患者を医療資源投入量で杓子定規に区切るのは、臨床現場の実態から考えて、非現実的であり、妥当な判断だ。しかし、実際の患者像と病床機能報告制度で選択した機能の「収れん」や、区域全体でも、病床機能報告制度の報告病床数と、地域医療構想の必要病床数の「収れん」を図るとされている。患者像の幅をどの程度許容するのかという点は、今後の制度の運用において、課題になってくるだろう。それによって、機能別の病床数にも影響が出るからだ。

さらに、地域包括ケア病棟がどの機能に分類されるのかも不明確だ。厚労省は曖昧にしているが、地域医療構想の議論に重要な役割を果たしている研究者のひとりの説明によれば、基本的に「回復期」に該当するとのことであった。しかし、地域包括ケア病棟には、在宅療養患者の軽度な急性増悪への対応も期待されており、それも含めて「回復期」と呼ぶのは、用語法として違和感が残る。いずれにしても、軽度な急性増悪まで「回復期」に分類すれば、「急性期」の病床数が大幅に減るのは当然のことだが、概念を整理すべきだ。今後、高齢者救急の増加が見込まれており、その体制を考えるうえでも重要な論点になる。

医療資源投入量で機能を区分しても、医療資源が適正水準で投入されているとは限らない。過剰医療の場合であれ、医療提供体制が不十分な場合であれ、歪んだ評価になってしまう。しかも、例えば後発品の使用状況などによっても、医療資源投入量に差が生じるのではないだろうか。

他方、療養病床は、医療資源投入量に基づく分析は行われていないが、在宅などの「受け皿」を実際にどの程度増やすことができるのかによって、「慢性期」の必要病床数は大きく異なってくる。療養病床の入院受療率の地域差を縮小することになっているが、入院受療率の低い地域は、逆に機能として不足している可能性もある。今回の推計では、「介護施設や高齢者住宅を含めた在宅医療等で追加的に対応する患者数」は全国で29万７３００人～33万６６００人に達する。それだけの「受け皿」を整備できなければ、実現しない。

専門調査会は、地域医療構想が「本専門調査会の検討結果と整合的なものとなる」ことを求めている。このため、「自主性」を強調していても、診療報酬や補助金での誘導策が講じられる可能性はあるし、都道府県も、ほかに推計の術がなければ、「右に倣え」になるだろう。その意味で、今回の報告は無視できないが、実現可能性や問題点には、冷静な目が必要だ。（２０１５年７月15日号）

【補注】16年３月10日に開催された「第14回地域医療構想策定ガイドライン等に関する検討会」でも、「地域医療構想で推計する必要病床数（病床の必要量）は、個々の病棟単位での患者の割合等を正確に反映したものではないことから、必ずしも、病床機能報告制度の病床数と数値として一致する性質のものではないことに留意する必要がある」「その上で、都道府県は、策定した地域医療構想を踏まえたあるべき医療提供体制の実現に向けた取組を推進するための参照情報として、構想区域単位で各医療機関からの病床機能報告制度の病床数を活用することとする」と明記されている。こうした必要病床数の位置づけの不明確さが、地域医療構想の議論を分かりにくくしていると考えるが、病床数自体を目標にした「数字合わせ」ではなく、地域の医療ニーズの変化を踏まえながら、持続可能で質の高い医療提供体制をそれぞれの地域でどのように構築するかの議論が何よりもまず必要であり、その結果として、必要病床数に近づいていくものと考えるべきであろう。

医療資源投入量による機能分化の是非

都道府県ごとに今後策定することになる地域医療構想の具体的なあり方について、厚生労働省医政局の「地域医療構想策定ガイドライン等に関する検討会」で議論が進められている。地域医療構想で重要になるのが、25年の各医療機能の医療需要を示し、必要病床数を推計することである。その際に鍵になるのが、「高度急性期」「急性期」「回復期」「慢性期」という医療機能が、いったいどのように区分されていくのかという点だ。

高度急性期から慢性期まで、医療のあり方は連続的であり、明確な断層がない以上、厳密な区分は困難だ。だからと言って、役割分担が不明確なままでいいということではなく、実質の伴わない看板だけの「なんちゃって急性期」では、患者にも理解されないし、立ち行かなくなる。そこで、この検討会では、高度急性期と急性期の患者数について、「入院から医療資源投入量が落ち着く段階までの患者数」とするという方向で議論が行われている。

実際に患者に提供されている医療行為の密度という観点から、医療資源投入量に着目するというのは、合理的な議論である。検討会で示されたデータも興味深い。２５５の診断群分類（ＤＰＣ）の医療資源投入量の推移を見ると、異なる動きをするものがいくつかあるものの、入院初日から２～３日は、医療資源投入量が特に高く、その後、一定水準で医療資源投入量が落ち着き、安定化している。この医療資源投入量が落ち着くまでが急性期というわけだ。

最近の診療報酬改定の流れなどを見ても、医療資源投入量の多寡を評価尺度のひとつとして考えるトレンドがある。地域医療構想の議論とも相まって、今後、それぞれの病院が自院の機能を見定めていくうえで、医療資源投入量を踏まえた検討は避けられないだろう。

しかしながら、議論としては興味深いものの、これを実際の医療政策や臨床現場に落とし込んでいこうとすると、さまざまな違和感も出てくるし、困難な課題があることを再認識せざるを得ない。

というのも、医療資源投入量で杓子定規な線引きをしても、患者への医療提供の実態と齟齬が生じるからだ。例えば、検討会でも指摘されているように、「医療資源投入量は落ち着いているが、引き続き、状態の安定化に向けた医療提供が継続されている患者」も多く存在しているはずである。こうした患者をどのように位置付けるのか、これらの患者数をどのように推計するのかは、依然として課題として残されている。

また、地域包括ケア病棟や療養病棟でも、在宅療養患者の軽度な急性増悪に対応することがあるけれども、そうした際の医療資源投入量の増加は、どのように評価されることになるのだろうか。しかも、患者の状態は多様であるし、単線的ではなく、変化にも富んでいる。基準をあまりに厳格に解釈すると、医療資源投入量に応じて、それぞれの機能の病棟を患者が行ったり来たりしなければならなくなるが、それが本当に医療の質の向上に資することになるのか、疑問である。

大規模な急性期病院でも、すべての病棟が高度急性期や急性期ということではなく、回復期や慢性期の患者もいるのであれば、その患者像に応じた機能を選択すればよいという議論もあり得る。こうした考え方は、地域医療構想の検討に深く関わっている人からも聞いたことがある。確かに、その場合には、同じ病院内で、急性期の病棟と回復期や慢性期の病棟との間で転棟すればよく、別の病院に転院する場合に比べ、患者の身体的な負担は少なく済むだろう。しかし、その場合であっても、円滑な病棟のマネジメントが可能なのかは問題であるし、制度との兼ね合いも存在している。

例えば、診療報酬上、急性期医療を提供する体制などを評価した点数として、総合入院体制加算があるが、加算2を14年3月までに届け出ている場合を除き、地域包括ケア病棟入院料や療養病棟入院基本料と併せての届け出はできない。厚労省は、7対1病床削減の受け皿として、地域包括ケア病棟を増やそうとしているが、総合入院体制加算1を算定する高度な急性期病院や新規に加算2を算定しようとする急性期病院は、地域包括ケア病棟を持てない。

地域包括ケアシステムは、身近な地域でサービスが確保される体制であり、地域包括ケア病棟は、それを支援するための病棟である以上、地域に密着した機能が期待されている。そのため、総合入院体制加算を算定するような急性期の基幹病院には、こうした取り扱いが行われていると考えられる。これは一例だが、ひとつの病院で複数の機能を持つと言っても、それが不可能な場合もあるし、機能分化を病院単位で考えるのか、病棟単位で考えるのか（病棟単位の場合、ある意味で「病院完結型」にもなり得る）という問題も整理が必要だろう。

【補注】同様の問題は、16年度改定で、ＩＣＵ（集中治療室）などを算定している場合、地域包括ケア病棟は1病棟までにする制限が加わったことにも当てはまる。

間違ったインセンティブにも

また、医療資源投入量については、境界線となる「水準」も問題になってくる。検討会では、入院基本料を除く1日当たり資源投入量で、高度急性期と急性期の境目が3000点、急性期と回復期の境目が500〜1000点の間という議論も出ているが、数字ありきの硬直的な制度になってしまうと、現場に矛盾をもたらすことが危惧される。さらに言えば、医療資源投入量だけで評価しようとすれば、「急性期」という看板に固執する病院では、患者に対して不必要に医療資源投入量を増やすという、間違ったインセンティブを与えかねない。

このように考えてくると、医療資源投入量が医療機能を考えるうえでの重要な指標であることは間違いないが、政策として具体化することは、それほど単純ではない。機能分化を進めようとすれば、何らかの基準が必要なことは事実だが、形式的な基準を設定して精緻化しても、役には立たない。機能分化のあり方はさまざま考えられ、例えば、慶應義塾大学の池上直己教授（当時）は、「病院を、地域の虚弱高齢者に対応する病院と、特別な治療を要する時以外には対応しない病院に分けた方が合理的」と提案している（『医療・介護問題を読み解く』）。とはいえ、病棟ごとに医療資源投入量に応じた機能の評価を行うというこれまでの流れは変わらないだろう。その際には、臨床現場を歪めない制度設計が求められる。

個々の患者の治療内容や受療動向も多様である以上、ある一時点の医療資源投入量を分析しても、その結果をそれぞれの病院や二次医療圏の必要病床数に厳格に結び付けるには、限界もあるだろう。

今後の医療提供体制の再構築に向けて、医療需要の将来見通しは不可欠であり、筆者もそうした分析や議論に山形県内で深く関わっている。しかし、人口の将来推計も含め、不確実な要素は多く、あくまでひとつのトレンドを示すものにほかならない。将来見通しは重要ではあるが、ある程度の幅を持って考えるべきもので、過度に絶対視すべきではない。

近年、医療政策においても、データに基づく「エビデンス」が重視されている。それは重要な流れだが、完全な未来予測はできないし、「設計主義」的な変革も不可能であり、望ましくもない。限界を見据えた冷静な議論が必要だ。

（２０１５年１月15日号）

療養病床見直しの方向性と今後の課題

長期療養の必要な患者が入院する療養病床の再編に向けて、厚生労働省の検討会が新たなサービス類型の選択肢をまとめた。療養病床を巡る議論の混乱は、06年の医療制度改革に遡る。10年前と比較すると、私は２つの点で今回の検討会の議論を評価している。

評価できる第１点目は、政策決定プロセスである。厚労省が05年12月に療養病床再編計画を打ち出したとき、それはあまりに唐突な発表だった。当時、医療療養病床が25万床、介護療養病床が13万床あったが、それを12年度までに医療療養病床のみ、15万床へ削減するという、かなりドラ

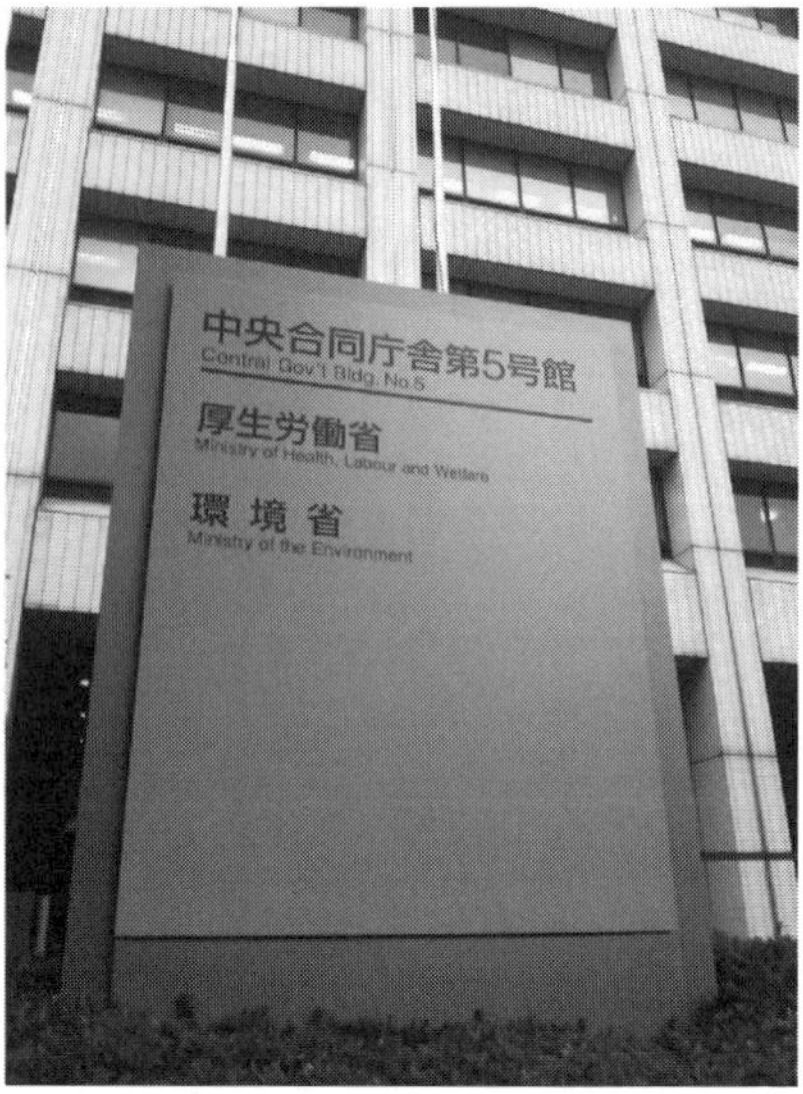

厚生労働省は轍を踏まないか

スティックな方針だった。これは、積年の課題として指摘されてきた、いわゆる「社会的入院」の是正をめざしたものだ。

ところが、十分な検討の末に示されたわけではなく、医療制度改革関連法案提出直前の土壇場になって、突如として出てきた方針であり、厚労省内部でも、医療保険を担当する保険局と介護保険を担当する老健局の間で、意見の対立があった。

この経緯は、かつて『高齢者医療難民』（ＰＨＰ新書）という本のなかで詳述したので、ここでは繰り返さないが、政策決定プロセスとして考えると、あまりに拙速であったと言わざるを得ない。関係者などと予め十分な協議を行うことなく、結論ありきで、上から押し付けるかのような進め方をしても、うまくいくはずはなく、現場を大変な不安に陥れる結果となってしまった。

それに比べると、今回は、関係者などで構成される検討会を開催し、新たなサービス類型の検討を7回にわたって積み重ねてきた点は、適切な手続きを踏んだと評価できる。どのような政策においても、当事者の合意形成を丁寧に図っていくことは不可欠である。これまでの経緯を無視して、強引に進めようとしても、禍根を残すだけだ。このことは、医療提供体制改革が進められている現在においても、決して忘れてはならない教訓と言えよう。

もうひとつ評価できる点は、療養病床の患者像を踏まえた、現実的な検討が行われたことである。1点目とも密接に関係しているのだが、10年前は政策決定プロセスが乱暴だったこともあり、療養病床の転換先などの検討が単なる「数字合わせ」に終始し、非現実的な方向性が示されてしまった。すなわち、政策決定プロセスだけではなく、政策自体も極めて粗雑であり、大きな問題を抱えていたのだ。

廃止方針が示された介護療養病床の転換先としては、老人保健施設などが想定されたが、リハビリテーションなどで在宅復帰を支援する老人保健施設に比べ、介護療養病床は医療ニーズがもっと高く、対象となる利用者像が大きく異なり、かなり無理のある方針だった。転換が予定通り進まず、介護療養病床の廃止期限は11年度末から17年度末に延長され、医療療養病床の削減目標も撤回されるなど、再編計画が頓挫したのも当然の成り行きであった。

また、介護療養病床は漸減してきており、その分は介護費の伸びの抑制に寄与しているものの、介護療養病床から医療療養病床へ移行した病院も多い。このため医療費は増加し、医療療養病床のほうが単価は高い分、社会保障費の抑制につながっていないなど、社会保障費抑制を目的に打ち出された政策でありながら、本末転倒とも言える結果も招いた。

今回の検討会では、「住まい」の機能を強化して長期療養を目的とした「医療内包型」の医療提供施設と、居住スペースに病院・診療所を併設して医療を提供する「医療外付型」を創設するという方向性を打ち出している。これは、療養病床に入院しているさまざまな状態の高齢者について、多様なニーズに対応できる方向で検討が進められた結果であり、評価することができる。

とりわけ、利用者の生活に配慮し、「住まい」の機能を強化することは、今後の慢性期医療の方向性として重要な視点だと言える。しかも、療養病床に限らず、そのほかの介護保険施設なども含め、予め想定する利用者像に合わせて細分化した施設類型を設定し、複雑な体系にしていると、利用者が制度によって分断されかねない。むしろ、慢性期の医療・介護提供体制については、多様な「住まい」に外付けで、それぞれの利用者に必要なサービスを提供するというかたちで整理したほうが、本来的にはすっきりしてわかりやすい。

費用負担の設定とサービスの質

ただし、今回は大まかな方向性が決まっただけで、施設要件などの詳細は今後検討されることになっている。現場に混乱を起こさないような制度設計が求められる。例えば、現実的に大きな問題になるのが、費用負担である。検討会の報告書でも、「費用面から見て、利用者にとって負担可能なものであること」という点が、新たな選択肢に求められる条件として挙げられている。「住まい」

に外付けでサービスを提供する場合には、療養病床に入院している場合よりも、利用者の負担する合計額がかなり高くなる可能性が高い。

以前から「医療から介護へ」とか「入院から在宅へ」ということがしきりに言われながら、それが実際にはなかなか進まない原因のひとつとして、入院をしていたほうが患者自己負担額は低く抑えられるという現実がある。最近、高齢者の貧困問題がクローズアップされている。「世代間格差」という標語のもと、高齢者は優遇され過ぎであるとして、しばしば標的になっている。確かに、負担能力の高い高齢者も多いけれども、低所得者も相当増えていることは無視できない社会の実態だ。「医療外付型」で「住まい」を整備するといっても、低所得者では、そのような「住まい」に入居すること自体が不可能になりかねない。だから「入院」というかたちが望ましいということではないが、少なくとも、国民年金だけで生活しているような高齢者であっても、利用できる仕組みにならなければ、円滑な移行は難しいのではないだろうか。費用負担や「住まい」の整備のあり方などについて、利用者の視点からの工夫が求められる。そして、これは決して医療や介護の専門的なサービスだけではなく、地域社会全体で捉えていく必要がある問題であろう。

しかも、最も重要なのはサービスの質である。近年、在宅医療が推進されるなかで、ごく一部とはいえ、軽症患者ばかりを集めて訪問診療したり、過剰にサービスの利用を強いたりするといった、極めて不適切な事例が問題化してきている。療養病床のように、内付けで報酬が内包されている場合であっても、問題のある事例は存在するが、外付けの場合に、利益追求的な動きが起こりやすいことは否定できない。大多数はそのようなことはないにせよ、外付けのサービスが野放図になってしまい、ケアの質が劣化したり、歪みが生じたりしては本末転倒だ。サービスの質の向上を担保する取り組みが求められる。

今回の厚労省の検討会による報告書は、17年度末の介護療養病床と25対1の医療療養病床の廃止期限を目前に控え、その後の選択肢を提示したものだが、慢性期医療を巡る課題がすべて片付いたわけではない。新たなサービス類型の詳細な制度設計も含め、今後、議論をさらに深めていく必要がある。

（2014年9月1日号）

加速する公立病院改革、問われる役割・機能

15年3月末に総務省が公表した「新公立病院改革ガイドライン」によって、公立病院改革の取り組みが進められることになる。今回の新ガイドラインは、07年に出されたものの改訂版であるが、今後の地域医療構想の策定とも相俟って、どの公立病院でも病院機能や経営体制の見直しを避けて通ることはできないだろう。

新ガイドラインは、冒頭に「今後の公立病院改革のめざすところは、前ガイドラインと大きく変わるものではない」と謳ってあるとおり、持続可能な病院経営をめざした経営効率化や再編・ネットワーク化など、これまでの流れと共通した方向性を示すものとなっている。そうしたなかで、一部の公立病院に影響が出てくると見られるのは、地方交付税措置について、新たに「算定の基礎となる病床数を許可病床数から稼働病床数に変更する」とされた点である。

この見直しは、医師・看護師不足や患者数減少で非稼働病床を多く抱える病院にとって、普通交付税が減る分、経営的に大きな影響を及ぼすことになる。それでは医師や看護師を確保し、患者数をもっと増やせばいいかというと、現実はそのような甘い状況にはない。

医療資源の「適正配置」

よく指摘されるが、公立病院は、地域で必要とされる医療を提供するため、不採算医療なども担っていると言われる。事実、そのような公立病院としての存在意義があり、それを軽視して、単に財政的に締め付ければいいというものではない。しかしながら、高コスト構造を含め、公立病院には経営的な改善の余地が大きいのも事実であり、それを見直すことなしに、持続可能な経営体制の構築は不可能である。

しかも、それぞれの公立病院が別々に病院機能を確保していこうとしても、決してうまくいかない。そのような状況では、経営改善もままならないし、医師や看護師の確保も困難だ。医師・看護師不足への対策と、医療提供体制の改革は、表裏一体の問題として捉えるべきである。限られた医療資源を地域全体でいかに適正に配置するかという視点を欠いたまま、個々の病院の医師・看護師不足や診療体制について憂いても、何の解決にもならない。

急性期医療は、医療の質の観点からも、そして必要なスタッフ数を確保するためにも、「集約化」を図っていかなければならない。機能を分散させたまま､低密度な診療体制で対応しようとしても、それぞれが医師不足に陥り、スタッフも過重労働から抜け出せない。

他方、「国策」として「地域包括ケアシステム」の構築が進められているなかで、慢性疾患を抱えた患者などの一般的・日常的な医療ニーズは、身近な医療機関で対応する体制を確保する必要がある。それらの医療機関では、機能に見合った体制の「スリム化」が不可欠である。

こうした検討は、今後、地域医療構想の策定に当たり、公立病院のみならず民間病院も含め、それぞれの地域で医療ニーズに対応した姿へと医療提供体制を再構築していくうえで、不可欠になってくる。その意味で、新ガイドラインで、「地域医療構想を踏まえた役割の明確化」が新たな視点として加わったのは当然である。

ただし、疑問点もある。地域医療構想では、病床の機能別分類の境界線として、入院基本料などを除く「医療資源投入量」で測って、高度急性期と急性期の間が3000点、急性期と回復期の間が600点などの基準を設定することが決まった。だが、こうした数字上の基準による病床の機能区分だけで、地域ごとの医療提供体制に関する議論を、果たしてどれだけ深められるだろうか。

医療資源投入量は医療機能を判断するひとつの尺度だが、それを杓子定規に当てはめて病床機能を区分しようとしても、単なる数字合わせになったり、臨床現場の実態との齟齬を生み出しかねない。

筆者の属する山形大学医学部では、「山形大学蔵王協議会」（会長：嘉山孝正山形大学医学部参与）という組織で、関連病院会や山形県健康福祉部なども協力し、地域医療構想の策定とその先を見越して、県での正式な協議がスタートする前から、医療提供体制改革の検討に着手している。すでに1年間かけて議論を積み重ねてきている。

その議論の過程では、病床の機能区分のみならず、診療内容に応じて、例えば、緊急性の高い「待てない急性期」と、がん治療などの「待てる急性期」に分けて、きめ細かな役割分担を考える必要があるのではないか、といった意見が出ている。

ある程度の患者数が集まっている地域では、病院のベッドコントロールから考えて、救急もがんもすべて集約するより、ある程度分けて考えるほうが合理的な場合もある。また、地域によっては、得意分野とする疾患ごとの役割分担なども考えられる。あるいは、高速道路など、交通アクセスの利便性が確保されていれば、とくに「待てる急性期」については、2次医療圏を超えて、より広域的な集約化も視野に入ってこよう。

実際、蔵王協議会関連医療施設部会で、県内の全DPC病院から収集したデータを分析してみると、救急搬送患者は地域完結率が比較的高い一方で、「予定入院・手術あり」の患者は、県全域での集約化がより進んでいる実態が明らかになっている。データを工夫して活用することで、具体的な体制の検討に役立つ分析が可能になる。

地域医療構想で定められる機能ごとの必要病床数は、これからの地域医療提供体制を考えるうえで、重要な指標にはなる。だが、ひとつの基準で区分した数値だけで、臨床現場の全体像を判断することはできない。地域の実情を踏まえたビジョンを策定し、丁寧な利害調整を行ううえで、地域に根差した視点から緻密に検討していく必要があるだろう。

「政治」が再編の障害に

民間病院にはそれぞれに経営者がいて、病院再編が難しいと言われるが、公立病院には公立病院特有の問題がある。山形県は、公立病院が占める病床数の割合が5割弱で、全国で最も高いが、政治的な要因が病院再編の障害になる場合もある。首長は、往々にして、自分の自治体の病院のことだけを考えて、その機能充実を図ろうとする。背景には選挙などもあるが、それぞれの市町村という狭い単位で考えていては、持続可能な医療提供体制は構築できない。

こうした状況を越えて、医療提供体制の見直しを進めようとすれば、再編・ネットワーク化なども必要になってくる。この点で注目されるのは、従来「非営利ホールディングカンパニー型法人」として議論されてきた「地域医療連携推進法人」に、公立病院も参加可能になったことだ。この枠組みの活用を検討している、いくつかの公立病院もあると聞く。

とはいえ、経営を一体化したところで、地域の医療需要に効果的に対応できる役割分担が実現できなければ、医療提供体制の歪みは解消できない。いかなる形態を採るにせよ、今後、地域医療構想の議論も本格化するなかで、それぞれの公立病院が、地域全体の広い視点のなかで、自身の機能を問い直すことが求められる。

（2015年5月1日号）

データ分析が成否を分ける地域医療

今後の医療提供体制の改革に向けて、都道府県が「地域医療ビジョン」を策定することになっている。従来の医療計画のような形だけの計画ではなく、実質を伴ったビジョンにするためには、地域医療の実態に関するさまざまなデータが不可欠だ。医療法改正で新たに創設される「病床機能情報の報告・提供制度」も、そのために活用されることになる。

少子高齢化による医療・介護ニーズの変化に対応した提供体制の再構築に向けて、13年8月の社会保障制度改革国民会議の報告書でも「データの可視化を通じた客観的データに基づく政策、つまりは、医療消費の格差を招来する市場の力でもなく、提供体制側の創意工夫を阻害するおそれがある政府の力でもないものとして、データによる制御機構をもって医療ニーズと提供体制のマッチングを図るシステムの確立を要請する声があがっている」と指摘されている。「データによる制御機構」が具体的にいかなる仕組みを想定しているのかは別にして、医療政策でもエビデンスに基づく政策立案が重視されるようになったことは、大きな時代の潮流だ。

現役世代の減少が問題

黒木武弘元厚生事務次官が93年に「政策判断も今までのように『勘と度胸』だけではやっていけなくなった」と発言して以来、医療政策は「勘と度胸」で決められてきたと揶揄されることが多い。もちろん、以前でもある程度のデータ分析は行っていたけれど、実態を無視して「勘と度胸」でエイヤッ、と政策決定してしまうことが多かったことは否定できない。それがため、少なからず現場に混乱をもたらしたという反省に立てば、政策立案にエビデンスを求めるのは当然のことだ。

とりわけ、医療提供体制は地域ごとに大きな違いが見られることから、地域医療を考える際にはより一層、実態を踏まえた検討が求められる。それをどこまで徹底できるかは地域ごとに異なるが、山形県では山形大学医学部が中心となって基盤を構築してきた。

山形県での取り組みは、嘉山孝正山形大学学長特別補佐（国立がん研究センター名誉総長）が医学部長時代にイニシアチブを発揮して構築したものだ。その中核となるのが「山形大学蔵王協議会」。02年に山形大学医学部と関連病院会、山形県健康福祉部、山形県医師会（現在は山形県歯科医師会、山形県薬剤師会、山形県看護協会も参加）で組織し、地域医療と人材養成のために関係者が一体となって協力していくプラットフォームとして設置した。

05年には蔵王協議会から派生して「山形大学地域医療医師適正配置委員会」が設けられ、医学部内部だけでなく、関連病院会、山形県健康福祉部、さらには２人の県民代表も参加して第三者の視点も入れる形で、大学と市中病院の間の医師の転出入の審査や人事に関する要望への対応を行っている。

こうした場での議論のために、必要となるデータを収集・分析しているのが、筆者の医療政策学講座だ。県内の全病院を対象に、患者数、医師・看護師等職員数、手術件数、病床利用率、平均在院日数、入院患者退院先、医療機器設置状況、経営状況などを継続的に調査し、そのほかにも病院勤務医の勤務実態のタイムスタディをはじめ、必要となる各種調査を実施している。蔵王協議会の調査として実施していることもあってか、中央社会保険医療協議会の検証調査の類とは比べものにならないほど、高い回収率を得ている。

蔵王協議会や医師適正配置委員会では、これらのデータに基づいて地域や関連病院の意見・希望を合理的に検証し、県全体での医療資源の適正配置に取り組んでいる。山形県医療審議会をはじめとする行政の会議も、これら一連のデータを活用している。

現在では、県内の13あるＤＰＣ病院すべてから様式1ファイル、Ｄファイル、Ｅ／Ｆファイルの提供を受け、データ解析を進めている。様式1にある患者住所地域の郵便番号からは、どの地域からどのＤＰＣ病院にどのような疾患で何人の患者が入院しているのかという患者動向が把握できる。また、年齢階級ごとに疾患別患者数を割り出し、それに社会保障・人口問題研究所の将来推計人口を掛け合わせることで、疾患ごとの患者数を先々まで推計することも可能だ。

よく指摘されるように、団塊世代の高齢化による高齢者の急増は大都市を中心とした問題であって、山形県のような地方では、高齢者の増加率はそれほど高くはない。もちろん、増えることは増えるし、それによって高齢者の医療ニーズが増加していくのは確かだが、それ以上にインパクトをもたらすのが、現役世代の減少である。

県全体の人口は現在約１１０万人だが、それが30年後は約80万人まで縮小する。実に30万人減だ。当講座の推計では、山形県内のＤＰＣ病院の将来入院実患者数は今がピークで、とくに最上医療圏では25年に約８％、40年には約23％の減少となる。減少幅が最も少ない村山医療圏でも、25年に約３％、40年に約14％減となる見込みだ。

こうなると、病院数や人口次第だが、広域的に急性期病院を統合したり、得意分野ごとに急性期機能を役割分担させたりして、集約化する必要が出てこよう。一方で、全体の患者数は減っても高齢患者は増えるのだから、それに伴ってニーズの拡大する「急性期後の機能」へと転換を促す必要も高まる。そうした地域医療の再構築を進めるためにも、データを関係者で共有し、実態を認識したうえでの合意形成が不可欠だ。

山形県の医療提供体制は比較的バランスがいいとされ、医療費も全国的に見て低い。だが、厚労省から提供される「データブック」だけでは、臨床現場の実態を踏まえた個別医療機関の視点による議論には限界があるが、独自のデータ分析により、個別医療機関の診療機能についての詳細な分析や、二次医療圏内を細分化した圏域設定による患者の受診動向の分析なども可能となり、地域の特性がより明確に把握できる。こうしたデータも共有されることで、地域のさまざまな問題を関係者間で洗い出すことができるようになる。

「勘と度胸」も大事

繰り返すが、地域医療提供体制の再構築に当たっては、エビデンスの蓄積が欠かせない。だが、その役割を専ら都道府県に期待するのでは、荷が重すぎるのではないか。筆者の山形大学での経験に照らして考えても、産業医科大学の松田晋哉教授が指摘するように、必ずどの都道府県にも医学部があるのだから、その公衆衛生・社会医学系講座を活用してデータの分析を進めることが肝要となろう。

と、ここまでエビデンスの重要性を強調してきたが、エビデンスに基づく政策立案にも限界があることは冷静に認識しておかねばならない。そもそも政策立案に必要な、ありとあらゆるデータが入手可能なわけではないし、仮に十分なデータが揃ったとしても、そこから政策が自然に導き出されるわけではないのだ。

データをどう解釈し、それをどのような政策に結びつけるかという判断力や思考力こそが大事である。それは社会や政策のあり方をめぐる価値観に関わる。そうした要素まで含めて「勘と度胸」と言うのなら、いつの世の政策立案にも不可欠な要素であると言える。

地域医療ビジョンには、エビデンスと「勘と度胸」との間で政策を練っていく力が求められる。

（2014年3月15日号）

地域包括ケアで問われる「地域力」

「地域包括ケアシステム」の構築は、厚生労働省保険局医療課の宇都宮啓元課長の言葉を借りると、「国策」として進められている。それは、最近の診療報酬改定や今回成立した医療・介護総合確保推進法からも明らかだ。これからどのようなかたちでそれぞれの地域での取り組みが進められていくのか、注視していく必要がある。

地域包括ケアシステム構築の基本的な責任を負う主体は、市町村だとされる。最近、医療政策では都道府県の役割強化が謳われているが、在宅医療・介護は市町村が中心となる。都道府県の役割強化には、実効性のある医療計画や地域医療構想が策定できるのかという観点から疑問が残るが、市町村となると、その疑問は一層深まる。

もちろん、先進的な取り組みを行っている自治体があるのは確かだし、対象となるエリアの性格から考えても、医療計画や地域医療構想は都道府県、在宅医療・介護などの地域包括ケアシステムは市町村という整理には、合理性がある。地方分権の流れのなかで、困難な課題に対する責任が国から都道府県、都道府県から市町村へと次々と振り向けられているわけだが、現実的に対応可能なのかどうかは、いささか心許ない。

地域包括ケアシステムが日常生活圏域を基本的単位として構築をめざすものである以上、行政としては、市町村がその責任主体になるというのは自然だ。であるならば、市町村の人的資源も含めた機能強化に向けて、相当のテコ入れを図る必要がある。

地域包括ケアシステムの核となる地域包括支援センターは、従来は介護予防事業の業務に忙殺されるばかりで、マンパワーも不足し、本来期待された機能を果たせてこなかった。それが今般、多職種連携によるケアマネジメント支援の具体的な取り組みとして、「地域ケア会議」開催が法制化されるなど、連携拠点としての役割が強化されることになった。このような動きは評価できるが、それがどのように現場で実現されるのかは不明だ。また、別事業として整備されている「在宅医療連携拠点機能」との関係も整理が必要だろう。

いまだ「顔の見える関係」止まり

地域包括ケアシステムは、厚労省も指摘している通り、地域の実情に合ったかたちで構築される必要があり、そのスタイルはさまざまだ。例えば、同じ広島県尾道市のなかにも、これは市町村合併の影響もあるのだが、公立みつぎ総合病院を中心とした体制と、尾道市医師会を中心としたケアカンファレンスの取り組みという、全国的に有名な異なる形態が併存している。

地域の実情に合った取り組みを進めるということは、結局のところ、それぞれの「地域力」が問われることになる。言い換えれば、上手くいく地域とそうでない地域の差が明確に出るということだ。これまでも市町村は、市町村国保や介護保険の保険者であり、ところによっては公立病院の設置運営者としての役割も担ってきた。だが、地域包括ケアシステム構築で期待されるような機能を、当事者意識を持って率先して果たしてきたかというと、必ずしもそうとは言えない市町村が多い。市町村や地域包括支援センターが効果的に機能するための工夫も不可欠だ。

厚労省が地域包括ケアシステム構築の旗を振るのに呼応して、各地でさまざまな取り組みが広がりつつある。ただし、そこでよく言われるのが、多職種間の「顔の見える関係」の構築であり、まだそうしたレベルにとどまっているケースも多い。「顔の見える関係」がなければ先には進まないし、そうした取り組みの必要性自体を決して否定するものではない。だが、それだけでは、地域包括ケアシステムに必要なケアマネジメントを確立できるわけでもない。

本質的に重要なことは、異なる事業主体による多様なサービスを適切につなぎ合わせ、患者・利用者の個別的で複合的なニーズにきちんと対応していくことである。そのためには、「尾道方式」の構築を進めてきた片山壽前尾道市医師会長も指摘しているように、ケアの流れのなかで、医療と介護が有機的につながるように、系統立った包括的評価と管理を継続的に実施する手法が必要となってくる。

もちろん、すべての人がこうしたレベルの対応まで必要としないだろう。だが、今後、医療・介護ニーズの高い患者の増加が見込まれることを考えれば、単なる「顔の見える関係」にとどまることなく、「地域ケア会議」などを通じた個別事例の検討や地域の複数のサービスを本質レベルで統合できる段階へと、ケアマネジメントを高めていくことが求められるだろう。

それを実践しようとしているのが「尾道方式」だ。最近でこそ、退院時のカンファレンスが診療報酬で評価されるようになったため、多くの病院などで同様の取り組みが広がりつつあるが、尾道市ほど「システム化」している地域はないと思われる。

サービスの有機的結合が肝

片山医師によれば、段階ごとの継続的なケアカンファレンスを通して、「手間」をかけて多職種協働を「理論的に正しく」行うことによって、「多様な医療資源の活用が適切に」行われるようになる。すなわち、「地域資源がソーシャル・キャピタルとして系統的に編成されている」ことがケアカンファレンスの意義である、ということだ。

片山医師は、「尾道方式」の特徴を「病院と開業医の一体感」にあるとし、「急性期病院が開業医の主治医機能を介して統合チームへと融合することができる」としている。そして、多忙なスタッフが一堂に会するうえで効率性を実現するため、ケアカンファレンスは15分と規定しており、それが「情報提供の集約力を関係者が体得する効果」も生んでいるという。

こうした統合ケアに向けた仕組みづくりは、一朝一夕に実現できるものではない。「尾道方式」も長年の積み重ねのなかで構築されてきた。なお、最近では「尾道方式」自体も、小規模多機能型居宅介護に看護師を配置して医療強化型とし、「外付け在宅チーム医療」の実践の場とするなど、新たな動きも見られる。地域包括ケアシステムを実りあるものにするには、いかなるスタイルを構築するにしても、サービス量の確保は当然のこととして、複数のサービスをニーズに応じて有機的に統合させる仕組み作りが肝要となるのだ。

ところで、医療と介護の連携ということが言われて久しいが、それには制度的問題も存在していることを最後に指摘しておきたい。

医療保険と介護保険には、両保険からの給付が重複しないように、給付調整の仕組みがある。例えば、介護保険３施設では、施設類型によって範囲は異なるが、医療系サービスが介護保険から一体的に給付される。また、訪問看護は末期がん患者などを除き、介護保険優先であり、生活期のリハビリは主として介護保険の対象となる。その線引きは、時として患者・利用者の実態との間に矛盾をもたらしている。また、介護保険には要介護度別の支給限度額が設けられていて、高額療養費制度のある医療保険とはまるで考え方が違う。

リハビリの役割分担などが議論されているが、給付原理の異なる制度間での給付調整には難しい面があるのも事実だ。医療と介護の役割分担と連携を進めるにも、こうした制度的な問題があることに留意する必要があるだろう。

（２０１４年７月15日号）

大学附属病院は「別法人化」されるのか

最近、大学附属病院を大学から分離すべきとの議論が出ている。14年6月に閣議決定された『「日本再興戦略」改訂2014』において、「非営利ホールディングカンパニー型法人制度（仮称）」の創設に関連するかたちで、「新法人制度を活用した他病院との一体経営のために大学附属病院を大学から別法人化できるよう必要な制度設計等を進める」との方針が示された。その後、「非営利ホールディングカンパニー型法人制度」は、「地域医療連携推進法人」として制度化されることになったが、大学附属病院の別法人化については、「15年度中の制度上の措置」をめざすとされているなか、結論は出ていない。

大学附属病院の別法人化については、産業競争力会議において、岡山大学の森田潔学長が、岡山大学病院と岡山市立市民病院、岡山労災病院、岡山赤十字病院、岡山済生会総合病院、国立病院機構岡山医療センターの6病院で「岡山大学メディカルセンター」を構築するとのプレゼンテーションを行ったことにより、議論が本格化することとなった。岡山大による構想は、岡山市内で近接する急性期病院について、「同一のガバナンスのもとで競合・分立していた診療内容を再編し、競合を避け、各々の診療領域の規模及び質を向上させ、日本一の規模と質を持った医療事業体を創出する」ことなどを目的とするものである。

競合を避けるという点では、「競争よりも協調を進め、地域において質が高く効率的な医療提供体制を確保」しようとする「地域医療連携推進法人」の方向性に合致している面がある。制度設計の議論の過程では、「地域医療連携推進法人」に参加可能な範囲について、さまざまな意見も出たが、大学附属病院や自治体病院も参加できることとなった。なお、「地域医療連携推進法人」では、統括方法として、参加法人の予算などの重要事項について、「意見聴取・指導を行うという一定の関与の場合」と、「協議・承認を行うという強い関与の場合」のいずれかを選択できることになっているが、自治体病院については、前者の「弱い」関与に限定される予定になっている。

人件費を筆頭に課題多数

当初、大学附属病院の別法人化は、「非営利ホールディングカンパニー型法人制度」とセットで議論されていた。しかし、大学附属病院を「地域医療連携推進法人」に参加できるようにすることが目的であるならば、わざわざ別法人化しなくても、参加可能になったのである。こうした状況下でも、別法人化が本当に必要なのか。何のために別法人化するのか。文部科学省で検討が進められているはずだが、その状況は明らかになっていない。

大学設置基準第39条で、医学部や歯学部のある大学には、教育研究に必要な施設として、附属病院を置くことが求められている。別法人化するとなると、大学設置基準の見直しが必要になる。だが、文科省は、そのための検討会を設置していない。15年の日本再興戦略の閣議決定までに、一定の方針が示されるのではないかとの観測もあったが、そうはならなかった。とはいえ、14年の日本再興戦略で閣議決定されていることから考えて、いずれ何らかの結論が出てくることになるだろう。

大学附属病院の設置が義務付けられているのは、教育、臨床、研究の一体性を確保するためだ。日本では、そうした体制で医学教育の仕組みが構築されてきた。他方、米国を見ると、仕組みが大きく異なっている。例えば、ハーバード大学では、マサチューセッツ総合病院などの複数の関連医療施設（affiliated hospitals）が形成されているが、日本のような「附属病院」は存在しない。

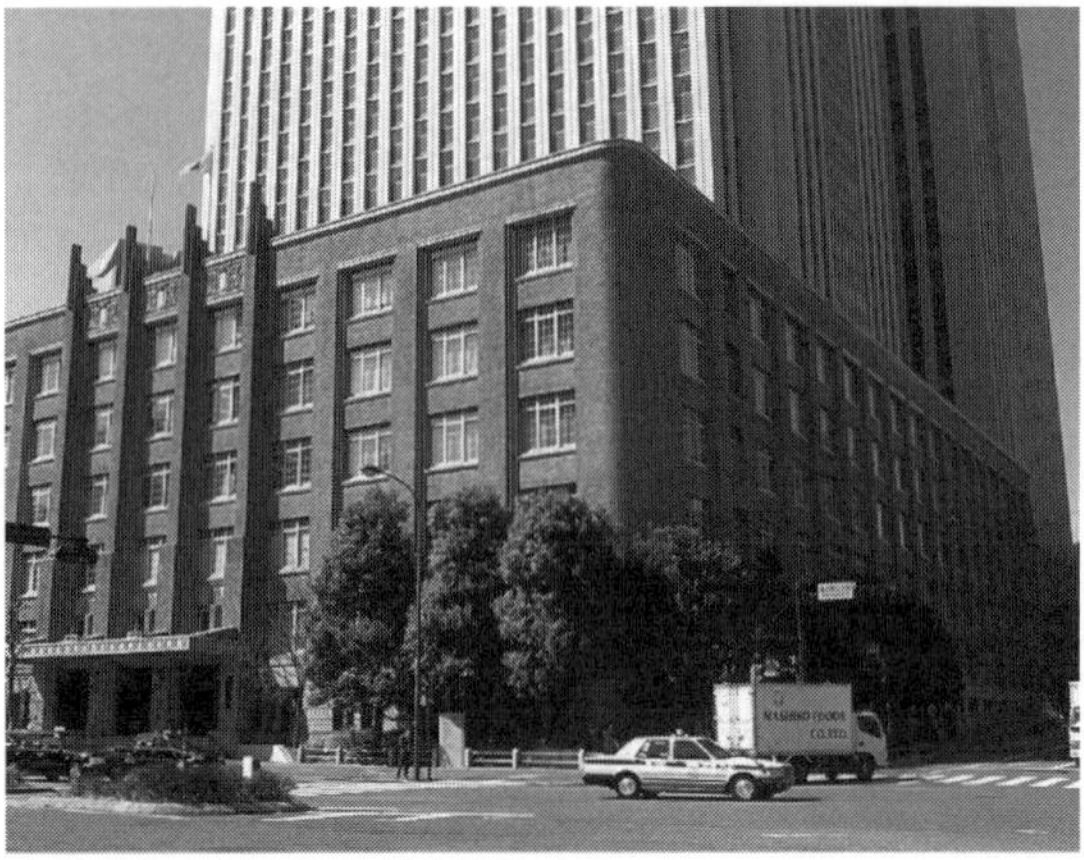

文科省も大学病院分離を推進するか

こうした米国の例に倣うかたちで、大学附属病院を分離すべきという意見は、一部でかねて提唱されてきた。米国のようにすれば、現在のような大学附属病院の仕組みでなくとも、教育、臨床、研究は可能であるという主張である。ただし、日本においても、例えば医学生の臨床実習は、附属病院だけではなく、関連病院でも実施しているように、決して大学附属病院だけですべてが完結しているわけではない。いずれにしても、両国では歴史的経緯やそのほかの条件が異なっている以上、米国のようにすればうまくいくという単純な話ではないはずである。その辺りは冷静な議論が必要だ。

他方で、昨今、さまざまな不祥事などもあり、大学附属病院や医学部のガバナンスのあり方を問題視する声が出ている。また、大学内でも、大学附属病院の勤務医の給与水準が低いことや、医局人事のローテーションにより、関連病院に勤務するなど、所属が変わるたびに雇用関係が途切れてしまうため、退職金が減ることなど、処遇面の問題が指摘されている。大学附属病院を大学から分離して、ほかの病院と一緒に別法人を形成すれば、これらの問題も解決できるというわけだ。

だが、大学附属病院を分離することには、いくつかの疑問も出てくる。それは、岡山大の構想のような医療事業体を創出するとして、これまでの大学附属病院がどのような位置付けになるのか、そのほかの病院との関係はどのように整理されるのかという点である。

これまでの大学附属病院が「中核」になるとは言っても、別法人化される以上は、制度的に考えると、事業体内において、ほかの病院と同列の位置付けになるはずである。別法人化された病院をどのように運営することになるのか、必ずしも明確ではないものの、そうでなければ、大学から切り離す意味もないのではないだろうか。岡山大の提案では、ほかの病院と一緒につくる医療事業体を大学附属病院と見做すこととし、「従来の大学附属病院の機能を継続的に担うべく運営費交付金等については他大学附属病院と同等の扱いとする」ことを求めているが、事業体全体で大学附属病院なのであれば、運営費交付金は、これまでの大学附属病院だけではなく、ほかの病院にも配分されることになるのだろうか。

実は、大学附属病院で診療に従事している医学部の常勤教員の人件費は、病院収入で負担していない。しかも、医療職ではなく、教育職の俸給表が適用されている。他方で非常勤の医員など、不安定な身分の医師も多い。こうした勤務環境に問題があるのは確かだが、別法人化した場合、人件費を誰がどのように負担するのだろうか。別法人化した病院で賄うとすると、経営上の重荷になる。運営交付金で賄うならば、事業体内のほかの病院との整合性などが問題になる。大学附属病院の医師による地域の医療機関でのアルバイトのあり方なども、検討が必要だろう。また、ほかの病院との間で診療内容を再編していくことになると、「特定機能病院」の承認要件なども、どのようになるのだろうか。

重要なことは、人事や予算だけでなく、機能も含め、医学部と病院事業体の間の関係をどのように整理するかという点だが、現時点では、具体的な姿が明確に示されているわけではない。「地域医療連携推進法人」も、あくまで「地域医療構想を達成するためのひとつの選択肢」として創設されるものであり、それをつくりさえすれば、医療提供体制の効率化が進むというものではない。近いうちに何らかの方向性が示されるのだろうが、制度の細部にわたって、緻密な検討が必要である。

新専門医制度で変化する医療提供体制

（２０１５年８月15日号）

17年度から新しい専門医制度が始まる。従来は、それぞれの学会が専門医の認定や更新を行っていたが、新制度の下では、日本専門医機構がその役割を担うことになる。専門医制度改革の狙いは、医療の質の向上と標準化だ。

これまでは、「各領域の学会が自律的に独自の方針で専門医制度を設け、運用して」おり、「専門医制度を運用する学会が乱立して認定基準が統一されておらず」、その弊害が指摘されてきた（厚生労働省『専門医の在り方に関する検討会報告書』）。そこで、新たに創設される「総合診療専門医」を加えた19領域を１階部分の「基本領域」とし、そのいずれかの専門医を取得したうえで、２階部分のサブスペシャルティ領域の専門医を取得する「２段階制」へと、専門医の体系を整理し直すとともに、認定や更新の基準として、診療実績が評価されることになった。

専門医とは、「それぞれの診療領域における適切な教育を受けて十分な知識・経験を持ち、患者から信頼される標準的な医療を提供できる医師」と位置付けられる。当然、経験すべき症例の実績や講習内容などは領域によって異なるため、それぞれの領域の専門医委員会で、日本専門医機構の定める基準に則って、整備基準を作成、それを日本専門医機構が認定することで、質を担保することになる。

新制度のスタートまで2年を切るなか、具体的な仕組みづくりが進められている。この専門医制度改革によって、医療提供体制や病院運営にも、大きな影響が出てくることが予想される。

例えば、04年度からの初期臨床研修の必修化以降、研修医や若手医師の「大学離れ」が進んだと言われているが、新専門医制度では、研修プログラムの研修基幹施設は大学病院などが中心になると考えられることから、「大学回帰」の流れが生じるのではないか、との観測が出ている。研修基幹施設として認められるには、指導医数や症例数などの施設基準を満たす必要があるため、地域や診療科によっては、該当するのが大学病院ぐらいしかない場合も出てくる。たとえ大学病院だけでなくとも、研修基幹施設がかなりの程度集約されることになるのは、間違いない。

ただし、専門医研修は、必ずしも研修基幹施設だけで完結するとは限らず、研修基幹施設が中核となりながら、複数の研修連携施設とともに、「専門研修施設群」を形成し、研修を行うことになっている。新制度が医師の偏在を助長するのではないかとの懸念の声もあるが、「専門研修施設群」というかたちで、研修基幹施設以外での医師確保にも対応できるようになっているし、地域医療が混乱しないように、学会によっては、さまざまな配慮も検討されている。その場合でも、研修プログラムの管理や、それに参加する専攻医（専門医資格取得のために専門研修を行う医師）や研修連携施設を統括するのは、研修基幹施設だ。大学病院が研修基幹施設の中心になれば、「大学回帰」の流れが生じる可能性は高まるし、求められる各種の症例経験を積むうえでも、専攻医たちは「大学回帰」をせざるを得なくなるかもしれない。

実際どうなるのか、断定的な予測はできないが、専門医制度改革が医師のキャリアパスを大きく左右することになるのは確実だろう。一部からは「大学回帰」に対して批判的な声も聞かれるが、決して大学病院と市中病院、大病院と中小病院などの対立構造で捉えるべきではない。最も重要なことは、地域全体でお互いに協力しながら、医師を育成することだ。それは「専門研修施設群」の考え方にも表れているとおりである。

養成数をどうするか

医療提供体制のあり方は、医師不足への対応など、人材配置と表裏一体の関係にあり、そうである以上、本来的に人材育成とも密接に結びついている問題である。最近、病院の経営統合やネットワーク化に注目が集まっているが、そこに専門医制度改革も加わってくる。別々の話のように見えて、根底でつながった問題であり、いかに地域のネットワークを構築できるのかが重要になる。

専門医制度改革の医療提供体制への影響として、もう一点考える必要があるのは、専門医の養成数をどうするのかという問題だ。厚労省の検討会の報告書は「専門医の養成数については、患者数や疾病頻度、各養成プログラムにおける研修体制等を踏まえて設定されることを基本とし、さらに、専門医及び専攻医の分布状況等に関するデータベース等を活用しつつ、地域の実情を総合的に勘案する必要がある」と述べているだけである。仮にプログラムごとに養成可能な専門医数が決まってくるとすれば、診療科別偏在を是正するために、領域別の専門医数をコントロールするということも十分に考えられるだろう。

ただし、必要医師数の将来推計は、医療技術の進歩や医療環境、患者の受療行動などの変化によって影響されるため、なかなか正確に見通すことは難しい。これまでの将来推計や需給調整の歴史は失敗の連続だった。量的に管理する仕組みができるからと言って、うまくいくとは限らない。新制度を成功させるには、先に触れた研修基幹施設の要件や研修連携施設との関係にしろ、専門医の養成数の問題にしろ、具体的な仕組みづくりや実際の運用が問われてくる。「神は細部に宿る」のである。

ところで、いまだ多くの検討や調整が行われている段階で、不明確な点も残っている。例えば、2階部分に相当するサブスペシャルティ領域の専門医は、1階部分の「基本領域」の専門医を取ったうえで取得するとされているが、これでは、サブスペシャルティの専門医を取得するのに、これまで以上に多くの年数が必要になってしまう。そこで、いくつかの学会からは、「基本領域」の研修と連動するかたちで、なるべく早くから研修を開始できるように要望が出ているが、今後の協議次第のようだ。こうした問題も、どのように対応するかで、多かれ少なかれ、臨床現場に影響が出る。

また、内科では、これまで、初期研修後の1年間の後期研修で取得できる「認定内科医」を基礎として、2階建て制度を構築してきた。新制度に合わせて、「認定内科医」の新規認定はなくなるが、すでに取得している場合は継続できるため、サブスペシャルティの更新も可能だ。また、現在の総合内科専門医は新内科専門医に移行できるため、多くの人が新内科専門医を取得できるよう、総合内科専門医の受験資格に関する経過措置なども設けられている。ただし、多くの人が新内科専門医へと円滑に移行しなければ、指導医の数を確保するうえで、問題が生じてしまうことになる。

このほかにも、さまざまな論点が残っており、14年10月15日号の本欄（次節参照）で指摘したように、新制度の目玉のひとつとも言われる「総合診療専門医」も、いったいどのような機能を期待すべきなのか、議論を深めるべき余地は大きい。

いずれにしても、今回の専門医制度改革は、医師のキャリアパスや医療提供体制に大きな影響を与えることになる。今後の動きを引き続き注視していく必要がある。

（２０１５年９月１日号）

【補注】その後、専門医制度改革は迷走し、16年6月7日には、塩崎恭久厚生労働大臣が異例の談話を発表し、日本専門医機構に対応の見直しを要請した。こうした状況のなか、執行部の体制が一新され、7月4日に新執行部が発足することとなった。そして、7月20日の理事会で、新制度の

1年延期（18年度スタート）が決まった。

専門医制度改革には、2つの問題点が指摘されてきた。1つは、日本専門医機構のガバナンスや運営上の問題である。各領域の具体的な専門医制度の運用においては、学会の役割が不可欠であるが、機構と学会の関係が不明確であったため、機構発足当初から、一部の基本診療科の学会などから批判が示されていた。学会だけでなく、日本医師会や四病院団体協議会なども共通して、抜本的な見直しを求めていた。新執行部では、機構と学会が協同で制度を構築することとされ、役割分担の明確化が図られるとともに、意思決定の透明化や情報公開の徹底も進められることとなった。

もう1つの問題が、指導医も専攻医も、都市部の大学病院などの大規模急性期病院に集中することになり、地域偏在が拡大し、地域医療に大きな混乱をもたらすのではないか、という問題である。これは、日医と四病協などが懸念している点であり、学会とは認識にズレがある。同じく機構の旧執行部に批判的であったといっても、日医・四病協と一部の学会の間では、同床異夢のところがあった。新執行部では、地域医療の確保対策として、各領域学会に対し、地域の医師偏在防止対策についての意見を求め、更なる具体的な対策案を募ることになった。本文でも指摘したが、こうした懸念は当初から指摘されており、各領域の施設基準、専門医取得要件に加え、それぞれの地域における病院群のあり方なども、大きな問題となる。今後、専門医制度がどのようなかたちで運用されていくのかは、日本の医療提供体制にも大きな影響を与える問題であり、引き続き注視していく必要がある。

「総合診療専門医」の役割に見る同床異夢

医療提供体制をめぐる議論のなかで、病床機能の見直しと並んで重視されているのが、主治医機能の強化だ。それは、14年度診療報酬改定により、地域包括診療料（加算）が新設されたことにも表れている。また、一部の研究者や団体からも、わが国におけるプライマリケア体制の改革を求める提言が相次いで出されている。

超高齢社会の到来に伴って、主治医機能がこれまで以上に重要になってくること自体は、間違いないだろう。しかし、これまでのところ、多くの議論が同床異夢のまま進められており、それがこれからいったいどのようなかたちで具体化されていくのか、必ずしも明らかではない。その象徴が「総合診療専門医」の位置付けである。

今後、専門医の仕組みが大きく見直される予定となっている。これまでの専門医は、各学会が独自に運用しており、学会ごとの認定基準の統一性や、専門医の質の担保に対して、懸念が示されたためだ。そこで、厚生労働省は、「専門医の在り方に関する検討会」で議論を進め、13年４月に「報告書」を取りまとめた。

この報告書のなかで、中立的な第三者機関を設立し、専門医の認定と養成プログラムの評価・認定を統一的に行うことなどに並んで、基本領域の専門医のひとつとして「総合診療専門医」を加えることが決められた。

この検討の過程では、新たに追加する専門医の名称をめぐり、議論が錯綜した。一部からは「総合医」や「家庭医」という名称を用いるべきだという主張もあったけれども、日本医師会から「総合診療医」が適切だという主張が繰り返しなされ、それで決着した。

いったい何が違うのか。この報告書が取りまとめられた直後に発行された「日医ニュース」によると、「『総合医』とは、『日常行っている診療のほかに、学校保健、産業保健、在宅医療、地域の医療行政と連携した活動などを行い、更には介護・福祉などを含むさまざまな保健医療活動に従事する医師を指す』とされており、『総合医』が持つ機能は、『かかりつけ医』機能そのものであることから、これを専門医の名称として使用し、医療制度上に位置付けることは、容認しがたいものでした」と解説している。

対して、「『総合診療医』は、『大学病院、地域の中核病院の総合診療部の医師に見る如く、主として一般内科を中核として、精神科、皮膚科、小外科、眼科、耳鼻科、整形外科など周辺領域について広い領域にわたって基本的レベルの診療を行う医師を指す』とされています」と述べている。

日医の横倉義武会長も、13年４月の代議員会で、「大病院では専門分化が進んだため、その隙間をしっかりやってもらいたいという発想から、出てきたのではないか」との見方も示している。「総合診療専門医」という名称が最終的に採用されたということは、日医の認識が共有されたということなのだろうか。

ところが、である。「報告書」の公表後、日本専門医機構設立準備のための「組織委員会」に「総合診療専門医に関する委員会」（委員長＝吉村博邦北里大学名誉教授・全国医学部長病院長会議顧問）が設けられ、医師像や育成方法の検討が進められた。そして、この委員会が14年５月に公表した「まとめ」によると、「総合診療専門医」とは、「日常遭遇する疾患や障害に対して適切な初期対応と必要に応じた継続医療を全人的に提供するとともに、疾病の予防、介護、看とり、地域の保健・福祉活動など人々の命と健康に関わる幅広い問題について、適切な対応ができる医師」と定義されているのだ。

日医が述べていたような「大学病院、地域の中核病院の総合診療部の医師」というイメージからは大きく異なっており、むしろ「総合医」の定義のほうにかなり近くなっている。「専門医の在り方に関する検討会報告書」でも、「地域によって異なるニーズに的確に対応できる『地域を診る医師』としての視点も重要」とか、「ほかの領域別専門医や他職種と連携して、多様な医療サービスを包括的かつ柔軟に提供することが期待される」などとも記載されていたので、必ずしも「報告書」の方向性から逸脱した訳ではないのだろう。しかし、名称をめぐって議論が白熱した割には、いったいどのような専門医を設けようとしているのかという最も肝心な点について、依然として必ずしも理解が共有できていないと言わざるを得ない。

医師像が異なっていると、具体的な認定基準や養成プログラムなども、当然、まったく違ったものになるはずだ。今後、医師像をめぐる認識の齟齬が表面化することになりかねない。しかも、診療報酬などに結びつけた議論がいずれ浮上する可能性もある。

14年度改定に向けた中医協での議論の過程でも、支払側の健保連の白川修二専務理事（当時）が、「総合診療医的な診療をどう評価していくかを、包括的に考えていかなければならない」と発言している。このときは、新たな専門医の育成は17年度を目安に開始される予定であるため、14年度改定には時期尚早ということで、議論は終わった。だが、新制度の運用が始まれば、賛否は別にして、同様の議論が再燃してくることは間違いない。

曖昧な医師像、将来の火種に

「総合診療専門医」を専門医の仕組みのなかにどのように定義付けるかという問題だけでなく、医療制度のさまざまな議論に波及していく可能性は否定できない。単なる名称の問題としてではなく、実質的な意味で、具体的な医師像を再確認することが不可欠だろう。

「専門医の在り方に関する検討会報告書」も「総合診療専門医に関する委員会まとめ」も、領域別専門医の「深さ」に対し、「扱う問題の広さと多様性」を「総合診療専門医」の特徴に挙げている。確かに、幅広い診療能力を持つことは理想的ではあるけれども、内科はもちろんのこと、眼科でも耳鼻科でも、どの診療領域にも対応できるというのは、そこに一定レベル以上の水準を求めれば求めるほど、現実的には対応がかなり困難であろう。下手すると、質の低い医師を生み出しかねない。

他方で、「総合診療専門医」が必要とされるのは、「内科が専門分化し過ぎたのが原因であり、内科の問題だ」とする声も根強い。そうだとすると、新たな制度のもと、基本領域で「総合内科専門医」を取得しなければ、サブスペシャリティの専門医をとれなくなるのだから、問題は解決されるが、それでは「総合内科専門医」と「総合診療専門医」の違いがなくなってしまう。しかし、異なる専門医なのだから、期待されている役割には違いがあるはずだ。

このように、実際にどこまでの診療機能や能力を持つ医師を想定するのかという点でも、議論すべき課題は多い。また、基本領域の専門医は「原則として複数の認定・更新を念頭に置いた制度設計は行わない」とされている。しかし、「総合診療専門医に関する委員会まとめ」のように定義付けるなら、例えば病院に勤務していた外科の専門医が開業する場合に、「総合診療専門医」を取得するような状況も想定される。このような場合はどう対応するのだろうか。

人それぞれでイメージがバラバラの状況にあるが、「総合診療専門医」の医師像の明確化と認識の共有化が不可欠である。

（2014年10月15日号）

第2章

医療費の増大と医薬品産業を取り巻く状況

改めて考える医療費の「自然増」の正体

15年度予算編成に向けた議論が始まった。14年7月25日に閣議了解された「平成27年度予算の概算要求に当たっての基本的な方針について」では、「年金・医療などに係る経費については、前年度当初予算における年金・医療などに係る経費に相当する額に高齢化などに伴ういわゆる自然増として8300億円を加算した額の範囲内において、要求する」としたうえで、今後の査定に言及し、「自然増について高齢化による増加とそれ以外の要因による増加などその内容を厳しく精査していくことを含め、年金・医療などに係る経費について、合理化・効率化に最大限取り組み、その結果を平成27年度予算に反映させる」との方針を示している。

ここで問題となるのが、医療費の「自然増」とは一体何なのかということである。医療提供側もしくはそれに好意的な立場からは、増えて当然の医療費であり、それを削減するのは不適切だという意見が出る。逆に、批判的な立場からすると、概算要求の基本方針を審議した経済財政諮問会議の議論に象徴されるように、自然増にも多くの「ムダ」があり、「聖域」を設けることなく、削減に努めるべきだという主張になる。

ここでいう「自然増」とは、一般的に、患者負担の見直しをはじめとする制度改正や診療報酬改定などが行われなくとも、増加する医療費を指している。一部の分析では、さらに人口増や人口高齢化の影響も除外したものを「自然増」と定義する場合もあるが、予算編成で「自然増」と呼んでいるものは人口増や人口高齢化の影響を含んでいる。

医療費の伸びについて、厚生労働省は、「診療報酬改定・薬価基準改正による影響」「人口増」「人口の高齢化」の３要因に分解し、それらによって説明できない増減率を「その他」として発表している。この場合、制度改正が行われると、その影響は「その他」に含まれてしまうものの、制度改正がない年には、「人口増」「人口の高齢化」「その他」によって増加する医療費が、「自然増」ということになる。

直近の状況を確認するため、制度改正も診療報酬改定もなかった11年度の国民医療費の伸び率を見ると、医療費は全体で3.1％増加しているが、その内訳としては、「人口増」で▲0.2％、「人口の高齢化」で1.2％の増加、「その他」で2.1％の増加となっている。

わが国は「人口減少社会」に突入しているため、近年では「人口増」はゼロないしマイナスに寄与している。他方、疾病リスクが高く、１人当たり医療費の水準も高い高齢者人口が増えれば、医療費の総額の増加は避けられない。これが「人口の高齢化」による影響であり、11年度の医療費の伸び率の約４割がこれで説明されるということだ。これらの「自然増」要因は、多くの人にとって比較的理解しやすいものだろう。だが、一番高い増加率を示している「その他」の実態が〝正体不明〟となっている。

「その他」は、先の定義からも明らかなように、医療費の増加要因の「残差」である。「残差」ということは、さまざまな要因が混然一体となった〝ごった煮〟状態であるということだ。

前述の通り、「その他」による伸び率は、制度改正があれば、その影響も加わってくるため、年によって変動が大きいが、制度改正がない場合、近年は、1%台後半から2%程度の伸びを示している。

厚労省は、こうした「その他」の伸びの主要因を「医療の高度化」としている。技術進歩はなかなか直接的に計測が困難であるため、ほかに考えられる要因の影響を除いた「残差」を技術進歩と見做すというのは、医療費以外の計量経済分析でもしばしば行われている手法である。

例えば、GDP成長率に技術進歩がどの程度寄与しているのかを見る場合には、「技術進歩率＝GDP成長率－α×資本増加率－（1－α）×労働増加率」として計測するのが一般的だ。この「全要素生産性」は「ソロー残差」とも呼ばれているものである。

先に見た通り、国民医療費の増加要因のなかでは、「その他」の寄与が最も高い。「その他」が技術進歩だとすれば、それは医療費の増加要因に関する国際的通説とも整合する。例えば、よく知られているように、ハーバード大学のジョゼフ・ニューハウス教授は、アメリカにおける総医療費の上昇率について分析した。それによると、①人口高齢化、②医療保険の普及、③国民所得の上昇、④医師数増加等による供給者誘発需要、⑤他産業との生産性上昇率格差、の5要因は、合計しても25%～50%程度しか説明できず、残りの「その他の要因」は医療技術の進歩によるものと論じたのである。

しばしば人口高齢化が医療費増加の主要因であるような議論もあるが、必ずしもそうではない。ただし、日本とアメリカでは、人口構造も大きく異なり、厚労省による分析にも示されているように、わが国では人口高齢化の影響もそれなりに大きいことは、留意する必要がある。

技術進歩か行動変化か

だが、厚労省の示す「その他」の伸び率を、すべて医療の技術進歩だと考えるのにも問題があるだろう。確かに、このなかには、医療現場における新たな技術の伝播などによる影響も含まれているだろうが、「医療の高度化」とは見做すことのできないような、医療サービス供給側・需要側それぞれの行動変化も含まれているはずだからだ。「その他」の要因として技術進歩を強調し過ぎるのもまた、実態に合わない恐れがある。

例えば、診療報酬が抑制され続ければ、医療機関の必然的な行動として、必要なコストを賄うために、収入増を図る対応を誘発することも十分想定される。そうした影響も「その他」に含まれるわけだが、それは本来的に必要なコストを経営的に補填しようと努力した結果と見做すこともできなくはない。このような医療費の伸びを「ムダ」と呼べるかどうかは別として、少なくとも「医療の高度化」の結果ではないだろう。また、自然増に「ムダ」がないというのも言い過ぎだが、だからと言って、一方的な医療費抑制に問題があることは改めて指摘するまでもない。

技術進歩についても、そのすべての影響が「その他」に現れているわけではない。診療報酬改定でも、技術進歩の評価を行っており、その分は「診療報酬改定及び薬価基準改正による影響」のなかに含まれているはずだからだ。

なお、その場合、公表された診療報酬改定率が改定の影響をどれほど的確に反映した値であるのかという問題にも留意が必要だ。というのも、改定率とは、予算編成に当たって、医療保険制度に係る予算額のいわば「大枠」を定め、医療費総額を見積もるために、一定の前提を置いて積算した「想定上」の数値だからだ。個々の診療行為に係る総額を決めるものではないし、実際の算定件数などによって、現実の医療費の動向と必ずしも一致しない。

このように見ると、「自然増」と呼ばれる医療費の伸びのうち、人口増と人口高齢化以外の要因、とりわけ技術進歩との関係については、もっと踏み込んだ分析が必要だと言えよう。

（2014年8月15日号）

「コスト病」理論から考える医療費

増加する医療費を今後とも賄い続けることは可能なのか。これは、多くの国で共通して議論されているテーマである。「医療費の増加は経済的に見て持続可能ではない」として、悲観的な見通しを立てる論者も少なくない。それが往々にして、極端な医療改革の提案に結び付いたりもする。

日本の国民医療費の推移を確認しておくと、12年度は39・２兆円で、92年度の23・５兆円から20年間で15・７兆円増加している。この間、介護保険制度が創設された00年度、史上初の診療報酬本体のマイナス改定が行われた02年度、過去最大のマイナス改定が行われた06年度には、国民医療費は対前年度比で減少を記録するなど、伸びは抑制されてきたものの、１・67倍も伸びた。人口１人当たりの国民医療費も、92年度の18・９万円から、12年度は30・８万円に増加している。

国民医療費は、前述の３年を除いて、増加し続けているため、厚生労働省が統計を発表すると、マスコミでは「過去最高を更新」という言葉が躍り、「危機感」が煽られる。ＯＥＣＤ（経済協力開発機構）が発表している総医療費の対ＧＤＰ比で見ても、日本はある一時期までＯＥＣＤ平均を下回る水準であったが、近年は大きく上昇している。それは医療費の増加だけではなく、ＧＤＰの下落の影響が大きい。それでもなお、フランスやドイツなどと比較すると、その水準は依然としてやや低い状況にあり、決して突出して医療費が高いわけではない。しかし、こうした状況のなかで、医療費を抑制しなければ、国が破綻するかの如き言説が流布されることになる。

一方で、経済学には、「医療費の増加が今後ともさらに続いていったとしても、問題はない」とする議論もある。それは、ニューヨーク大学教授やプリンストン大学名誉教授を務めるウイリアム・

ボーモルの主張で、「コスト病」と呼ばれる理論だ。

ボーモル教授は、産業組織論などの分野で世界的に著名な経済学者であり、航空産業などの規制緩和との関係で議論を巻き起こした「コンテスタビリティ理論」などでも知られている。22年生まれのボーモル教授が、90歳を迎えた12年に『コスト病―なぜコンピューターは安くなり、医療はならないのか』（イェール大学出版）という本（未邦訳）を出版している。

抑制策は失望に終わる

この「コスト病」とは、いったいいかなる議論なのか。ボーモル教授たちは、もともと60年代に、クラシック音楽や演劇といった舞台芸術を取り上げて、「コスト病」と呼ぶ現象について分析を行った。

この理論を考えるうえで鍵になるのは、産業間での労働生産性上昇率の格差である。コンサートに必要な演奏者の数や、演劇で必要な舞台役者の数は、時代が変わってもほとんど同じである。つまり、こうした分野では、労働生産性は上昇しないのである。労働生産性が上昇しなくとも、賃金の上昇は避けられないために、コストが増大していくことになる。舞台芸術で、人件費がコストの半分以上の割合を占めるのは、このためだ。

他方、コンピューターや自動車などの製品を生産している場合には、技術革新により、労働生産性は継続的に上昇していくのが一般的である。その結果、製品のコストは下落する、もしくは上昇率が低く抑制されることになる。

労働生産性の上昇が見られず、コストが増大するというのは、舞台芸術に限らず、人的なサービスを提供している分野に共通して見られる現象である。そして、ボーモル教授らは、大学教育や医療にも当てはめて議論している。すなわち、物的な製品の費用よりも医療費の上昇率が大きいのは、人的なサービスを提供する産業の特性に由来するということである。

それゆえ、ボーモル教授は「医師の収入に上限を課した国もあるし、患者が利用できる治療を制限した国もある。しかし、これらの国は、ほとんど常に、医療費がインフレ率以上に上昇するのを避けるのに失敗してきた」とし、医療費抑制策を講じたとしても、その結果は「失望に終わる」とまで断じているのだ。

問題は、それではそうした費用の増加を賄い続けることができるのかどうかであるが、ボーモル教授は、「支払不可能になることはない」と主張する。そこでも鍵になるのが、生産性上昇率をめぐる状況である。物的な製品を生産する部門で労働生産性の上昇が続けば、これらの製品の価格は相対的に低下するため、消費者の購買力は増大する。従って、医療や教育などの費用が増加を続けても、社会全体として見ると、その費用を賄うだけの余裕ができるということだ。

ただし、ボーモル教授は、物的な製品を生産している部門で、年間２％以上の労働生産性の上昇が生じることを前提としている。これが現実的かどうかについては、議論の余地があるかもしれない。

最近の「低成長」化のなかで、先進国において、労働生産性の上昇がどの程度見込まれるかについては、不透明感が拭えない。経済成長率の低下が景気循環的な要因によるものなのか、それとも構造的な要因によるものなのかは、対立的な主張が示されている。先進国では、高度経済成長期のような成長は実現不可能であるし、無理に経済成長を求めようとするのも望ましくない。とは言え、高度経済成長期ほどでなくとも、ある程度の経済成長や生産性上昇は十分に起き得るだろう。

また、ボーモル教授は、「生産性の上昇だけで、すべての経済問題を解決できるわけではない」とも述べている。というのも、高度な技能を持っていない労働者や失業者などは、医療や教育の費用増加を賄うだけの賃金の上昇が見込まれないからだ。そこで彼は、「政府がそれらのサービスを提供することによって、平等化に寄与しなければならない」との提案を行っている点は、注目に値する。

紙幅の都合もあり、ボーモル教授による「コスト病」の理論について、これ以上の詳細な紹介はできないが、医療費を抑制しないと経済が破綻するかのような論調があまりに一方的で極端なものであることは、明らかであろう。

なお、日本の医療費の動向について、厚労省の公表する「ＭＥＤＩＡＳ」を含めて、足元の状況を確認すると、医療費の伸びは鈍化傾向を示している。１日当たり医療費の伸び率は概ね横ばいから微減で推移しているが、受診延日数の減少が続いている。つまり、延べ患者数が減っているのだ。入院は、平均在院日数短縮の影響、外来は、高齢化に伴う外来受療率の低下や、長期処方による通院回数の減少などの影響が考えられる。この傾向が今後も継続するのか、注視していく必要があるだろう。

ところで、日本の医療費の増大が問題視されるのは、国債累増を背景として、財政の持続可能性に懸念が示されていることとの影響も大きい。だが、財政赤字は家計の「借金」とは異なり、今にも「破綻」が迫っているかのような議論は間違いだ。財政赤字を野放図に拡大し続けられるわけでないのは当然だが、財政はそれ自体が目的なのではなく、経済の全体的な状況のなかで考えるべきものである。ボーモル教授の指摘のように、医療費抑制策は「失望」に終わるとすれば、何を成すべきなのか、冷静な議論が必要である。

（２０１５年８月１日号）

医療費の伸びの鈍化は続くか？

最近、医療費の伸びが鈍化傾向にある。「国民医療費」の伸び率の推移を確認すると、08年度は

2.0％増、09年度は3.4％増、10年度は3.9％増、11年度は3.1％増であったのに対して、12年度は1.6％増、13年度は2.2％増となっている。14年度については「国民医療費」がまだ発表されていないものの、「概算医療費」によると、その伸び率は1.8％増となっている。

医療費の伸びの要因は、①診療報酬改定による影響、②人口の増減・高齢化による影響、③「その他」の影響――に分解することができる。このうち「その他」の伸びは、医療の高度化等の影響によると解釈するのが一般的となっている。15年10月30日に開催された財政制度等審議会財政制度分科会の配布資料によると、「その他」の伸び率、すなわち高度化等による医療費の伸び率は、08年度は1.5％増、09年度は2.2％増、10年度は2.1％増、11年度は2.1％増と推移した後、12年度は0.4％増、13年度は1.1％増、14年度は0.6％増にとどまっている。このように、「その他」の医療費の伸び率は、かつては2％前後の水準にあったが、最近は1％前後へと低下しているのだ。

ただし、「その他」の伸びのすべてが医療の高度化によるものではない。診療報酬改定でも人口の増減・高齢化でも説明できない医療費の伸びをすべて含んでおり、例えば、診療報酬改定以外の制度改正があった年は、その影響も含まれている。「その他」の伸び率の過去の推移を見ると、介護保険制度が施行された00年度は、▲4.0％という大幅な減少を記録しているし、サラリーマン本人の患者窓口負担を2割から3割に引き上げた03年度に、0.2％増というかなり低い伸びにとどまったのは、そのためである。

保険収載の影響の大きさ

他方、最近の「その他」の伸びが鈍化しているからと言って、医療の高度化のスピードが減退しているわけではない。例えば、13年9月の薬事承認時に、薬価について薬価算定組織との間で合意に至らなかったために、薬価収載が見送られて話題となった「カドサイラ」も、約半年後の14年４月には薬価収載されている。この医薬品に限らず、この数年間も、非常に高額な医薬品が相次いで薬価収載されていることは、改めて指摘するまでもない。

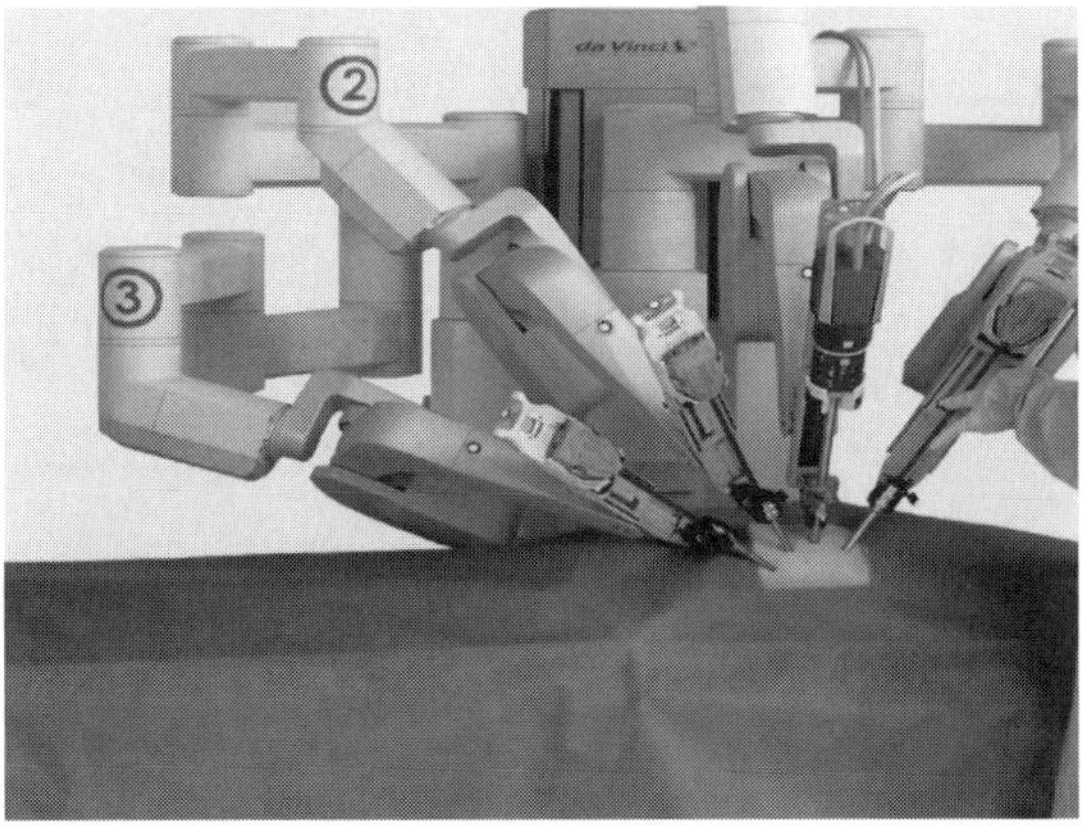

「ダ・ヴィンチ」も保険適用で拡大

以前は「高度医療」として認められていたが、12年度診療報酬改定時に、内視鏡下手術ロボットの「ダ・ヴィンチ」を用いた前立腺がん手術が保険適用されている。「高度医療」の時代は、10年７月から11年６月までの1年間のうちに、全国で１７６件が実施されていた。ところが、「社会医療診療行為別調査」によると、「ダ・ヴィンチ」を用いた場合に、通常の前立腺がんの手術料に加算される「内視鏡手術用支援機器加算」の件数は、14年6月審査分で、611件となっている。すなわち、現在、年間で7000件を超える規模になっているのである。

その対象が前立腺がんに限定されていたとはいえ、保険適用になったことに伴い、「ダ・ヴィンチ」の導入が全国の大規模急性期病院で次々と進んでいったことは、記憶に新しい。これは、臨床現場における技術進歩の普及には、保険収載が決定的な要因となることを示していると言える。そして、12年度診療報酬改定での保険収載時に、どれぐらいの件数を見込んでいたのかは定かではないが、想定を上回る広がりを見せているのは確かだ。

医療費の「その他」の伸びが鈍化しているこの数年間も、医療の高度化の流れは変わることなく広がっている。他方で、患者窓口負担割合の引き上げのような大幅な制度改正は行われていない。それでは、いったいなぜ「その他」の伸びは、鈍化傾向にあるのだろうか。「その他」の伸びには、需給双方の側の多様な要因が包含されており、必ずしも明確な議論はできないが、平均在院日数の短縮などによって、受診延日数が減少していることや、後発品の普及が促進されていることなどが、その要因として挙げられている。

まず、受診延日数を見ると、「概算医療費」を集計した「医療費の動向」によると、医療機関を受診した延患者数に相当する受診延日数の伸びは、14年度には全体で▲0.3%の減少となっており、入院で▲0.8%、入院外で▲0.6%となっている。例えば、12年度診療報酬改定では、7対1一般病棟入院基本料の算定要件厳格化の一環として、平均在院日数の要件を19日以内から18日以内に短縮させている。また、ＤＰＣ／ＰＤＰＳの仕組みでは、診断群分類ごとの実際の診療実績に基づき、入院期間ごとの包括点数の逓減制が設定されているため、全国のＤＰＣ病院で入院期間の短縮が進んでいくと、さらに平均在院日数を短縮させる「インセンティブ」が内在していると言える。「地域包括ケア」の構築がめざされるなか、これら以外にも、早期退院に向けた取り組みが進められており、全体として、平均在院日数は短縮傾向を続けている。こうした状況が医療費の伸びの鈍化に一定程度寄与しているのは確かであり、とくに75歳以上の１人当たり医療費の伸びは低くなっている。

ただし、受診延日数の減少は、12年度に医療費の伸びが鈍化する以前から続いており、最近に限定された傾向ではない。また、14年度の１日当たり医療費は2.1％増で、入院は2.5％増、入院外は1.9％増と、単価は上がっている。早期退院のためには医療資源投入を増やさざるを得ず、平均在院日数を短縮しても、医療費全体が減少するわけではない。なお、１日当たり医療費の伸びは、以前に比べると、最近はやや低い水準にとどまっている。

また、「患者調査」によると、05年調査から14年調査の間の９年間で、在宅医療の患者数が約2.4倍に増加しており、早期退院が促進される分、「受け皿」を提供するための費用は増加する。今後も平均在院日数が短縮傾向を辿るとしても、ある程度の段階で限界に近づくであろうし、増加する費用も含めて、評価する必要がある。

他方、後発品の使用促進も、医療費の伸びの鈍化につながっている。後発品の数量シェアは、近年急速に上昇しており、15年9月時点で56・2％（速報値）となっている。13年9月時点の46・9％から、2年間で約10ポイントも増えている。政府は、「骨太の方針２０１５」で、18年度から20年度末までの間のなるべく早い時期に80％以上をめざすという目標を掲げており、今後も後発品のシェアが上昇を続けていくならば、医療費の伸びを抑制することになるだろう。

ただし、後発品のシェアもある程度まで増えれば、それ以上の上昇を期待することは困難になり、医療費の伸びの抑制要因が剥落する。また、これまで長期収載品に依存してきた先発品メーカーの経営を後発品のシェアが拡大しても成り立たせるため、政府は画期的な新薬への評価を高めることになるかもしれない。そうなれば、後発品の使用促進による医療費抑制効果をある程度相殺することになる。

医療費の「その他」の要因による伸びは、医療提供のあり方の変化を含め、さまざまな影響を受ける。今後とも鈍化傾向が続くことになるのか、注視していく必要がある。（２０１６年2月1日号）

「インセンティブ改革」は数字弄りの〝遊戯〟

「そういった考え方をされるのも自由かと思います」

経済財政諮問会議で「インセンティブ改革を通じた歳出効率化」が議論されるなか、甘利明経済財政担当相（当時）は記者会見で、日本医師会などが「健康ポイント」の付与に慎重姿勢を示していることについて、このように述べた。

反対意見を突き放すような物言いは、現在の安倍政権に共通して見られる傾向で、あまりに独善的だと言わざるを得ない。

政治というものは、理性の有限性ゆえに、何でもできるわけではないし、あらゆる政策にはメリットもあれば、デメリットもあるものだ。絶対的に正しい完全無欠の政策というものはあり得ず、メリットとデメリットを比較衡量しながら、多面的な検討を丁寧に加えていくことが不可欠だ。

しかし、わかりやすさとスピードが求められる風潮のなか、一方的な議論が横行してしまう。経済財政諮問会議の民間議員４人による「インセンティブ改革を通じた歳出効率化」の提案についても、反対意見に耳を貸そうとしない甘利大臣の態度だけではなく、内容的にもさまざまな問題点があり、制度設計によっては、むしろ弊害が生じることが懸念される。

医療分野での「インセンティブ改革」の具体策としては、「健康ポイント制度」の拡充により、「個々人の健康努力を支援」し、「成長（勤労余地の拡大）と医療介護費の抑制の二兎を得る」ことを掲げている。しかし、第1に、健康努力による医療介護費の抑制効果について、医療経済学的なエビデンスが十分あるとは言えない。

これまでも、厚生労働省は、メタボリックシンドロームに着目した特定健診・保健指導によって、医療費を抑制するという政策を掲げてきた。この方針を打ち出した06年度制度改正時には、25年度には約2兆円の医療費抑制効果があるとの推計まで公表し、特定健診・保健指導の実施率に応じて、後期高齢者支援金の加減算の仕組みを導入した。しかし、これ自体、はっきりとしたエビデンスに基づいて立案されたものではない。

「公平じゃない。腹が立つ」

健康づくりの意義は否定しないまでも、それを医療費抑制効果にダイレクトに結び付けるというのは、あまりに短絡的である。いくら熱心に健康努力を重ねていたとしても、人生、病気になるときにはなるし、病気になれば医療費はかかる。海外の研究事例も含め、健康づくりの医療費全体への抑制効果は必ずしも明確ではない。政策として組み立てる以上は、きちんとした根拠に基づいて議論すべきであろう。

第2に、公的医療保険制度は、それぞれの職域や地域ごとに、さまざまな加入者がいるなかで、皆で負担を分かち合いながら支え合う、「連帯」の仕組みである。それは個々人の損得勘定を超えたところに成り立つべきものだ。そこに、個々人の健康努力を反映させるというのは、公的医療保険制度における「連帯意識」を希薄化させかねない。

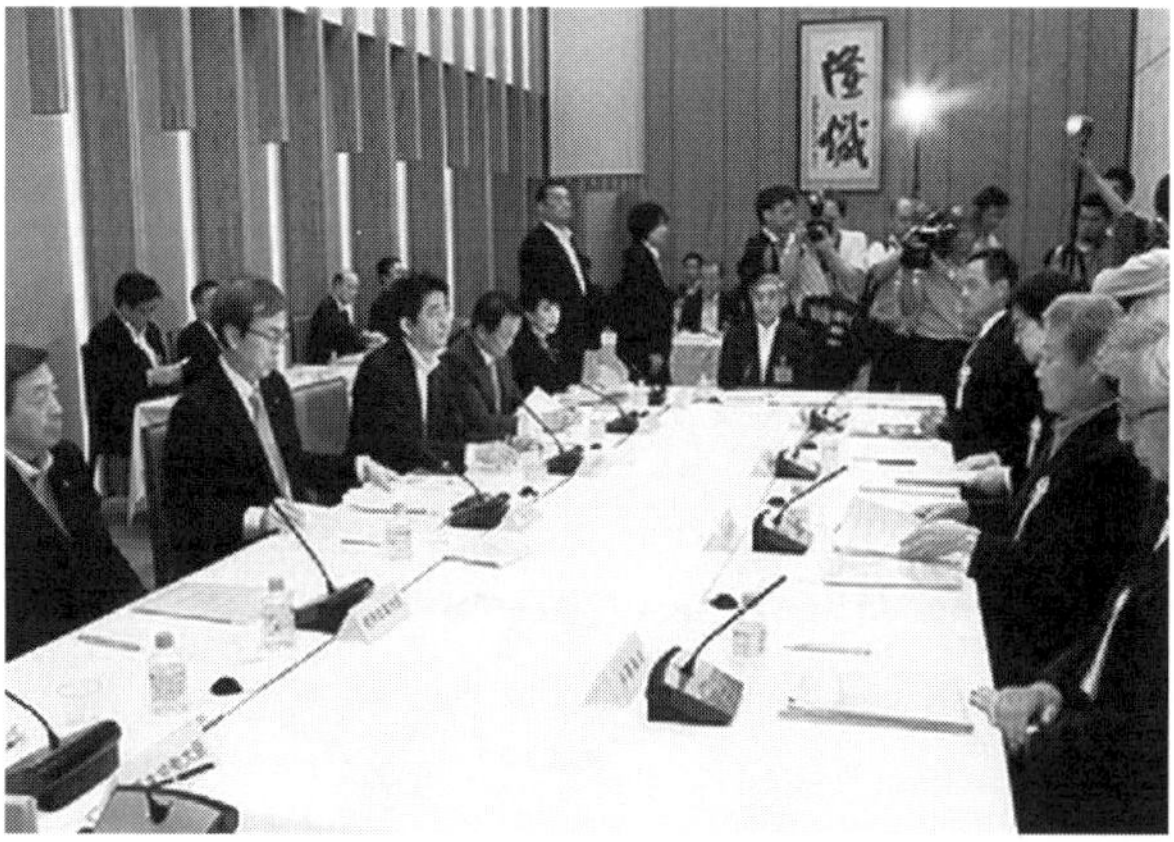
インセンティブ改革を唱える経済財政諮問会議

この「インセンティブ改革」の考え方とも共通した発想にあるのが、麻生太郎財務相がかつて行った次のような発言だ。

「食いたいだけ食って、飲みたいだけ飲んで糖尿になって病院に入るやつの医療費は俺たちが払っているんだから、公平じゃない。無性に腹が立つ」

「10万円あげますとなったら、ちょっと病院行こうかなという人が行かない」

こうした議論は、なるほど、不摂生を戒める発言として、まったく理解できないものではない。また、公的制度だからといって、人々にあまりに不公平感を持たせることが望ましくないのは当然である。ただ、一面的な発言であり、公的医療保険制度を個々人の損得勘定で、しかも個々人のライフスタイルと結び付けて議論するのは適当ではない。

麻生大臣は「生まれつき体が弱いとか、怪我をしたとかは別の話だ」としているが、「体が弱い」とまでいかずとも、疾病の発現リスクには、生活習慣だけではなく、遺伝的要因なども絡んでくる。

また、病院を受診しなければ10万円を支給するというアイデアも、10万円を目当てに必要な受診を控えてしまうと、重症化して、逆に将来的にもっと医療費が掛かってしまうことさえあるだろう。

今回議論になっているインセンティブ強化でも、健康づくりに参加するというだけではなく、医療機関を受診しない場合に、「健康ポイント」を付与したり、保険料を支援するということになれば、同じようなことが懸念される。

ただ話は単純ではなく、決して感情的に議論して済むような性格のものではない。感情的であるがゆえに、一見、わかりやすい議論ではあるのだが、個々人の損得勘定をあまりに強調することは、連帯を基本とする公的制度に馴染まず、皆保険の理念的基盤を揺るがしていくことが危惧される。

個人も病院も政府が「誘導」

第三に、健康努力が価値のある取り組みであるとしても、政府が個々人の生活のあり方にまで介入し、コントロールしようとすることが望ましいのかという観点からも、疑問を拭えない。先の麻生大臣の発言に即して言えば、どれだけ飲み食いするといけないのかなどという管理は、政府がすべきでもないし、できっこない。

当然のことながら、「インセンティブ改革」は、一律的に管理するものではなく、あくまで経済的な動機づけを行おうとするものである。しかし、政府が公的制度を通じて、国民の生活のあり方をある方向へと変えようとしていることに変わりはない。しかも、自然な経済メカニズムに働きかけているようでいて、「インセンティブ」を付与すれば、思った方向へと社会を誘導できると考えている点で、設計主義的でさえある。

このように考えると、健康努力への「インセンティブ改革」については、議論しなければならない問題点が数多く存在している。このことは、医療提供体制改革についても当てはまる。

経済財政諮問会議では、民間議員が、医療提供体制改革には「インセンティブ改革」の一環で「診療報酬による大胆な誘導」が必要だとして、「7対1病床要件厳格化に加え、同入院基本料や各種加算を引き下げて15対1病床などとの収益差を縮小」を提案している。

7対1病床と15対1病床を比較すれば、7対1病床のほうが1日1床当たりの入院基本料、看護職員の給与、入院基本料と看護職員の給与の差額のいずれも高い。しかしながら、7対1病床と15対1病床は、一般病棟入院基本料だと言っても、単に看護職員の配置数が違うだけではなく、それぞれの病床で期待されている機能も大きく異なっている。

費用として看護職員の給与しか見ていないのも問題だが、機能の違いを無視して診療報酬上の収益差を合わせる必要はないし、収益性の低いほうを基準にしなければならない根拠もない。15対1病床の多くは経営的に極めて苦しい状況に置かれており、全体がそれに合わせなければならなくなると、大混乱が生じるだけだろう。

いくら「インセンティブ」という聞こえのいい言葉で覆い尽したところで、「病床再編を加速」という目的に合わせて安易に考え出された、数字弄りの「遊戯」に過ぎないと言えよう。

（2015年5月15日号）

都道府県医療費目標「悪用」の危険性

15年の通常国会に関連法案が提出される予定の医療保険制度改革のなかで、国保広域化などと並んで注目されるのが、都道府県が医療費水準の目標を設定することだ。これまでの医療費適正化計画においても、特定健診・特定保健指導の推進や平均在院日数の短縮などにより、どれぐらい医療費を抑制できるかという数値を示すことになっているが、今回の見直しでは、「地域医療構想と整合的な目標（医療費の水準、医療の効率的な提供の推進）を計画のなかに設定し、国においてこの設定に必要な指標などを定める」方針となっている。

この都道府県医療費目標は、経済財政諮問会議の民間議員や財務省などが提案してきたものであるが、実際に運用される段階で、医療費目標がどのように活用されるのかという点が、今後、大きな鍵になるのではないだろうか。言い換えれば、どれほど「拘束力」を持った目標として位置付けられるのかという問題である。

現在の医療費適正化計画は、それほど拘束力を持ったものとはなっていない。06年度改正で医療費適正化計画の枠組みが創設された際、経済財政諮問会議で「伸び率管理」の是非をめぐって、激しい議論が繰り広げられた。民間議員から、経済成長率に応じた指標によって、社会保障給付費を管理すべきであるとの提案がなされ、厚生労働省は反対した。その議論の過程で、医療経済学的なエビデンスはないものの、特定健診・特定保健指導の推進と平均在院日数の短縮によって、医療費の伸びを抑制するという「対案」を厚労省は提示したのである。そして、「伸び率管理」の導入は見送られる一方で、それらの施策の効果を積み上げて、どれぐらい医療費の伸びが抑制されるのかを「目安」として示すことになったのだ。

その際、「目安」か「目標」かという点をめぐって、さまざまな議論が行われたけれども、一義的な「目標」は特定健診・特定保健指導の実施率や平均在院日数の短縮日数とされた。それら以外の影響も受けて不確定要素の大きい医療費については、あくまで「目安」として、さほど重視されるものとはならなかった。

こうした「目安」としての緩やかな位置付けのままでは、意味がないと財務省は批判的に見ているようだ。経済財政諮問会議で、都道府県医療費目標の提案がなされていたところ、財務省のなかからは、「最初から手の内を明かすと反対に遭ってしまうので、黙って土俵の上に乗せておいて、将来的には、目標を達成できなかった都道府県に対しては、補助金を減額するなどの措置を講じていきたい」といった声も出ていた。

厚労省は、このような財務省の一方的な狙いに進んで乗っかるようなことはしないと思われるが、例えば、消費税増税財源で設置されている基金の配分額などが、医療費目標の達成状況によって、左右される可能性はある。こうした「悪用」の危険性も十分に認識したうえで、どのように運用していくのか、今後、慎重に議論を進めていく必要があるだろう。

以上見てきたように、都道府県医療費目標の活用方法には、大きな問題が潜んでいるのだが、そもそも医療費目標をどのように設定するのかということ自体、決して容易な話ではない。

経済財政諮問会議の民間議員などは、「ベストプラクティス」を設定すべきと提案しているが、医療の現実から考えると、なかなか難しいだろう。「地域医療構想と整合的な目標」と言っても、高度急性期、急性期、回復期、慢性期の必要病床数や在宅医療の見込み量の推計値から、適切な医療費を導き出すというのは、論理の飛躍があるのではないだろうか。

また、新たな技術の普及などによって、治療方法が変化していけば、当然、医療費の動向にも影響を与える。医療の世界では、それは日常的なことであるが、いったいどのようにそれらの費用を見込むというのだろうか。しかも、国が決定権限を有している診療報酬改定が2年に1度行われ、それによって、医療提供体制も医療費も大きく変化する以上、都道府県が責任を持って医療費目標を設定するにも、限度がある。

よく知られているように、医療費には大きな地域差がある。後期高齢者医療制度の１人当たり医療費（12年度）で比較すると、最も高いのは福岡県で117・1万円となっているが、最も低い新潟県では73・6万円であり、実に１・59倍の差があるのだ。こうした医療費の地域差の背景には、医療提供体制の違いなど、さまざまな要因が指摘されている。もともと、06年度改正で医療費適正化計画の枠組みを創設した際にも、地域差の是正に着目した議論が行われていた。

しかし、大きな地域差があるとしても、どの水準が適切なのかというのは、自明ではない。医療費の少ない県が、効率的な医療提供体制を実現し、低コストで質の高い医療を行っているのか、それとも、医療提供体制が不十分な状況にあるために、医療費が低くなっているのか、医療費のデータからは一概に言えない。医療費の少ない県の水準にすればいい、という単純な話ではないだろう。

何をめざしての「目標」か

それでは、全国平均を基準に考えるべきかと言うと、そういうわけでもないだろう。平均値でしか考えられないというのは、発想としてもあまりに貧相だ。しばしば全国平均をベースにした議論が行われることがある。例えば、厚労省が都道府県の医療計画担当者に配布しているデータブックには、初・再診料や入院基本料、5疾病5事業や在宅医療に関連したレセプトの請求件数について、2次医療圏ごとに、年齢階級別出現率を補正して、全国平均よりもどれぐらい多いのか、もしくは少ないのか、把握できるデータが用意されている。このデータで、2次医療圏ごとの特徴は示すことができるが、それでは、果たして全国平均より多いのがいいのか悪いのか、全国平均より少ないのがいいのか悪いのか、これも一概には言えない。こうしたデータから、望ましい医療提供体制の検討へと、どのように議論を発展させていけるのか、それぞれの地域に根差した取り組みが求められる。

医療費目標についても、同様である。言うまでもなく、医療のあり方として、望ましくない点については、見直しの努力をしていくべきだ。しかし、それは、医療費の低い県や全国平均が望ましく、その水準をめざせばいいということではないし、逆に、医療として充実すべき領域には、必要な資源投入をしなければならない。医療費の望ましい水準を一律的に定めるというのは、困難なのだ。

それぞれの地域の医療のあり方は、歴史的経緯や地域事情の違いも反映している。白地に絵を描くわけではなく、現状を出発点としながら、将来像を考えていく必要がある。非現実的な目標を設定しても、決してうまくいかない。

限られた医療資源を有効活用しなければならないのは当然のことである。それぞれの地域で対処しなければならない問題は、さまざまあるだろう。しかし、本来的に「効率化」とは、単なる「費用削減」ではないはずだ。専ら「費用削減」のためだけに、都道府県医療費目標を位置付けても、弊害を生み出しかねない。

（２０１５年2月15日号）

国保広域化で役割分担が「五里霧中」

厚生労働省は、市町村国保の財政運営を18年４月から都道府県に移管する方針を示している。市町村国保の財政運営は、長年にわたって構造的に厳しい状況に直面しており、広域化の必要性は以前から指摘されてきた。

これまでも、平成の大合併によって、市町村の規模自体が広域化してきたし、いわゆる「三位一体の改革」で都道府県調整交付金が導入され、その後の医療保険制度改革でも、都道府県単位での財政調整の拡充が進められてきた。そして、13年の「社会保障制度改革国民会議報告書」でも、保険者を都道府県とすべきとの提言が行われていた。

医療保険がリスク分散という目的を果たすためには、大数の法則が成り立つことが必要であり、規模が小さ過ぎることは望ましくない。他方で、規模があまりに大き過ぎても、効率的な保険運営ができない恐れが高まる。言い換えれば、医療保険の財政運営の単位として、市町村では小さ過ぎ、国では大き過ぎるのである。その中間にある行政組織としては、都道府県しかない以上、財政運営を都道府県に移管するというのは、首肯できる考え方ではある。

ただし、都道府県を財政運営の責任主体にしさえすれば、安定的な財政運営が可能になるというわけではない。一口に都道府県と言っても、東京都のように１３００万人を超える場合もあれば、鳥取県の約59万人、島根県の約72万人などのように、極めて人口規模の小さな県も存在している。少子高齢化によって、地方の過疎化が急激に進むなか、運営単位を広域化したところで、財政基盤の安定化にも限度がある。それゆえに、財政調整や財政基盤強化策は引き続き不可欠になってくる。

そもそも、市町村国保の財政運営が厳しいのは、退職後の高齢者（後期高齢者医療制度の対象となる75歳になるまで）が国保に偏在しており、現役世代でも無職者や非正規雇用者が多く加入しているなど、国保が被用者保険に加入しない人たちの「受け皿」として機能しているという、構造上の問題に起因する。

日本で、職域・地域ごとに制度が分立しているのは、歴史的経緯によるものであり、市町村国保が「最後の砦」となるかたちで、国民皆保険が実現している。私は、被用者保険も国保も通じて、医療保険制度は一元化することが本来的には望ましいと考えている。しかし、現実的には、所得捕捉の相違や事業主負担の有無など、一元化にもさまざまな問題があり、実現は困難だ。したがって、完全に一元化しないまでも、制度間での財政調整などを強化し、国民全体で支え合っていくしかない。

市町村国保における厳しい財政状況は、決して国保だけの問題ではない。今回の制度改正の議論では、国保に対する財政支援の拡充のために、「高齢者医療における後期高齢者支援金の全面総報酬割の実施に伴い生じる国費を優先的に活用」する方針である。これは、被用者保険の後期高齢者支援金について、能力に応じた負担とすることで、協会けんぽの負担を軽減させる一方、健康保険組合の負担を増やすというものだ。

これで浮くことになる国費を市町村国保に投入することについては、健保連や日本経団連、連合などからの批判もあるが、制度間での支え合いの方向として、私は妥当であると考える。むしろ、全国知事会も主張しているように、財政基盤強化策として不十分である可能性が高い。国保への財政支援のあり方についての検討が、今後とも引き続き必要になるだろう。

さらに、都道府県と市町村の関係も大きな問題となる。今回の制度改正では、都道府県を財政運営の責任主体としつつ、市町村との間で、役割分担を進める方向となっている。それは、「都道府県は県内の統一的な国保の運営方針を定め、市町村ごとの分賦金決定及び標準保険料率等の設定、保険給付に要する費用の支払い、市町村の事務の効率化・広域化等の促進を実施する。市町村は、地域住民と直接顔の見える関係のなか、保険料の徴収、資格管理・保険給付の決定、保健事業など、地域におけるきめ細かい事業を引き続き担う」というものだ。

国保の財政運営が都道府県へと移行することで、保険料負担の「平準化」が期待される一方、保険料率は市町村ごとに決定される。財政運営が都道府県単位になるなかで、どこまで市町村間の保険料格差を許容するのかという点でも、課題がある。

都道府県単位で財政運営を行っている制度としては、後期高齢者医療制度がある。後期高齢者医療制度を創設する際、都道府県が保険者を引き受けることを拒否していたため、全市町村が入った広域連合を運営主体に位置付けることとなった。後期高齢者医療制度でも、各都道府県が均一の保険料を定めているものの、一定の要件を満たす地域においては、特例として段階的に保険料が低く設定されており、ただちに同一都道府県内での保険料格差がなくなったわけではない。しかし、それでは都道府県単位で財政運営を広域化する意味は、どこまであるのかということにもなる。

また、後期高齢者医療制度においても、保険料の徴収は市町村が担っているように、保険料の徴収業務などを市町村の役割としている今回の国保改革の方向性は、実際の行政実務から考えて、合理的な判断だと思われる。

当事者意識の希薄化も

しかしながら、そのほかの業務も含め、都道府県と市町村で役割分担をどのように実効的に進めるのか、工夫が必要になるだろう。現在は、市町村も保険者であるがゆえに、さまざまな業務に対して、当事者意識を持って対応しているが、財政運営の責任主体が都道府県に移るなかで、当事者意識が希薄化し、対応が疎かにならないようにしていく必要がある。それは、保健事業などにおいて、重要な課題となるだろう。

今回の国保改革の議論では、保健事業は市町村が担うことになっている。これは、住民に身近なところで、きめ細かな対応をするという観点から、望ましい方向だと言える。しかし、別に市町村は保険財政のことだけを考えて保健事業を実施している訳ではないとはいえ、保険者としての財政責任が市町村から離れることで、どこまで積極的にきめ細かな保健事業を行うことができるのか、注視していく必要がある。

しかも、予防・健康づくりに向けて、保険者機能の強化も謳われている。さらに、広島県呉市の取り組みなどを踏まえつつ、後発品使用促進のため、その使用割合に応じて、後期高齢者支援金を加算・減算する仕組みも導入される方向だ。これらの取り組みで、都道府県と市町村の関係はどう考慮されるのだろうか。

保険者機能としてどのような役割を求めるのかという点で、さまざま議論はあり得るけれども、財政運営の責任主体と、地域住民に密着した業務とが切り裂かれるなかで、都道府県と市町村の間で混乱が起きないように、十分な協議が不可欠だ。

今回の国保改革は、都道府県レベルでの広域化に向けて、大きな一歩を踏み出しているが、施行までの間に、都道府県と市町村の役割について、さらなる検討が求められよう。

（2015年2月1日号）

「保険給付範囲の縮小」目論む2つの流れ

客観情勢として、今後、医療費抑制基調が強まることが予想される。具体的には、さまざまな政策メニューが議論されることになるだろうが、そのひとつに公的医療保険の給付範囲の縮小がある。これまでも、医療制度改革の議論の度に、財務省や経済財政諮問会議などから、給付範囲を見直すべきであるといった提案が繰り返されてきたが、反対意見が強く、実現してこなかった。しかし、給付範囲の縮小を求める声が消えることはなく、これからも財政制約が強まるなかで、より現実味を帯びた議論になる可能性は少なくない。

給付範囲縮小の対象として議論になるのが、軽度医療やＯＴＣ類似薬である。この点で記憶に新しいのが、14年度診療報酬改定のときに話題になった、うがい薬だ。当時の経緯を振り返ると、次のようなものであった。

事の発端は、13年12月20日、診療報酬改定率に関する麻生太郎財務相と田村憲久厚生労働相（当時）の合意の際に、「うがい薬のみの処方の保険適用除外などの措置を講ずる」という文言が盛り込まれたことだ。当初、「間違いだったので削除した」と厚労省は説明したものの、財務省の資料には掲載され、しかも国費で61億円の削減という財政効果まで明記されていた。その後、厚労省は訂正の記者会見を開き、この文言を含めたかたちで資料を再度発表し直すという「珍事」もあって、話題を呼んだ。

うがい薬については、民主党政権時代の行政刷新会議や、自民党政権復帰後の行政改革推進会議において、ＯＴＣ類似薬を保険給付対象外とすべきではないかとの指摘がなされ、その一例に挙がっていた。そうした流れのなかで、突然、麻生財務相と田村厚労相の合意が出てきたのだ。

しかし、その後の中央社会保険医療協議会では異論が相次いだ。「国民皆保険を崩壊させる突破口になる」といった批判以外にも、「歯科では、抜歯手術や切開、歯周病の処置や手術といった、出血を伴う処置があった場合に、創面や抜歯部分の保護、感染対策、治癒促進のため、診断に基づき、医学的判断によって、治療の一環として、単独で処方することは少なくない」という指摘も出た。最終的には、「治療目的でなく、うがい薬のみが処方される場合」に給付対象外となった。「治療目的でなく」処方することはあり得ない以上、実質的な影響がないかたちで収まったのだ。

国費で61億円削減という、財政効果としては、さほど大きくない問題を巡って、すったもんだしたのだが、所詮はこの程度の財政効果しかない。だが、給付範囲のあり方という観点では、大きな問題である。

うがい薬以外にも、風邪薬や湿布薬など、保険給付対象外にすべきだという意見は以前より根強く、最近でも、医療費抑制のメニューとして、各方面から同様の提案が繰り返し行われている。こうした議論には、一見わかりやすいところがある。大して酷い状態ではなく、自ら薬局で薬を購入して済むのであれば、わざわざ受診して、公的医療保険を使う必要はない。実際にそうしている人も多く、それこそ保険料や税金の「無駄遣い」というわけだ。

確かに、安易に利用しているケースが少なくないのも事実だろう。例えば、先日のテレビ番組では、湿布薬などは、「たくさんもらって、余ったものは保管しておけば、家族も使える」などと言っている人たちを紹介していた。しかし、だからといって、安易に給付対象外にすれば、その範囲は次々と拡大しかねない。そうなると、治療上、真に必要な患者に不利益が生じてしまう。「軽度」かどうかという線引き自体が極めて困難だし、一律的な取り扱いを設けようとしても、臨床現場ではうがい薬における歯科のような事例も出てくるのだ。

もちろん、医療資源にも財源にも限度がある以上、医療提供側も患者側も、その適正な利用に心すべきだ。その意味での「改革」は必要だろう。だからといって、給付範囲を制度上で制限しようとしても、弊害が生じてしまう。保険給付範囲については、「必要かつ適切な医療は基本的に保険診療により確保する」という国民皆保険の理念を大前提に考えていくべきだろう。

費用対効果で保険収載を差配

給付範囲を巡っては、以上のような軽度医療やＯＴＣ類似薬の取り扱いだけではなく、高額な技術進歩に対して、医療保険制度上、どのように対応していくかという問題も、今後、大きな論点になってくるだろう。軽度医療と先進医療という、対極にあるそれぞれについて、給付範囲のあり方が議論されることになる。

技術進歩と医療保険制度との関係で注目されるのは、「費用対効果評価」である。現在、中医協では具体例による検討に入っているが、費用対効果評価を導入した場合、その活用方法としては、保険償還の可否の判断に用いる場合と、保険償還価格への反映に用いる場合が考えられる。そのなかで、いったいどのように活用していくのかは、引き続き検討していくことになっている。

他方で、留意しておかなければならないのは、14年6月24日に閣議決定された『「日本再興戦略」改訂２０１４』で、「革新的な医療技術等の保険適用の評価に際し、費用対効果の観点を16年度を目途に試行的に導入する。また、費用対効果が低いとされた医療技術について継続的に保険外併用療養費制度が利用可能となる仕組み等を検討する」と記載されていることだ。

これは、先の活用方法で言うなら、保険償還の可否に用いる方向性を示唆している。しかも、現行の仕組みでは、先進医療は将来的な保険収載に向けた評価を行うための「評価療養」として、保険診療との併用が認められているが、『「日本再興戦略」改訂２０１４』では、将来的な保険収載を前提としないスキームを検討することになる。現行制度にも、患者の嗜好による「選定療養」があり、この枠組みに位置付けるのか、新たな類型を設けるのか、現時点では不明だが、いずれにしても、費用対効果の低い技術はずっと保険外に据え置くということだ。

これは､保険給付範囲の考え方について、かなり大きな修正をもたらすことになる。いわゆる「混合診療」問題を巡っては、14年の規制改革会議でさまざまな議論が行われたが、最終的には「患者申出療養」を新設することで決着した。この新制度は、短期間で保険診療との併用の可否を判断することになるが、安全性や有効性が確立すれば、保険収載することを前提としている。従って、保険給付範囲を抑制する仕組みではない。これに比べると、『「日本再興戦略」改訂２０１４』における費用対効果の低い技術の取り扱いのほうが、より大きな問題を孕んでいると言わざるを得ない。保険外診療が拡大していく恐れがあるからだ。

医療のイノベーションが推進されるなかで、費用対効果の視点を無視できないのは確かである。だが、私自身は、保険償還の可否ではなく、保険償還価格への反映を基本にすべきだと考える。そうでないと、国民皆保険の基本理念も揺らぐし、イノベーションの果実を社会に還元することにもならない。今後の議論を十分注視する必要があるだろう。

（２０１５年４月15日号）

費用対効果評価と国民皆保険への影響

中央社会保険医療協議会に費用対効果評価専門部会が設置されて2年が経つ。約1年前、厚生労働省の当時の担当者が「遅々として進んでいる」などと評した通り、14年度改定での試行的導入をめざした当初スケジュールからは後退したものの、議論は少しずつ積み重ねられてきた。同部会は12年5月23日に第1回目を開催して以降、13年12月25日まで合計15回開催され、ようやく「議論の中間的な整理」にまで漕ぎ着けた。

それにしても、なぜ当初の想定以上の時間がかかったのだろうか。ひとつには、効果指標にＱＡＬＹ（質調整生存年）を用いることを前提とした議論の進め方への、診療側委員の違和感があった。そしてもうひとつ、費用対効果の活用方法への根強い警戒感があった。

医療経済学で、ＱＡＬＹがよく用いられる効果指標であることは論を俟たない。イギリスなどでも、実際に政策上用いられてきた。だがＱＡＬＹは、その算出に多くの手間を要するものの、完璧な指標という訳ではない。ＱＡＬＹは生存年にＱＯＬ（生活の質）を掛け合わせたものだが、ＱＯＬの評価は人それぞれで異なる。医療経済学の教科書でも、「序数性」を前提とした効用を「基数」のように個人間で比較することは不可能であるという「アローの不可能性定理」の観点から、指標としての問題点が指摘されている。

根強いＱＡＬＹ自体への疑念

しかも、専門部会の議論でも明らかになった通り、当該技術を利用した患者にＱＯＬそのものを測定するのではなく、治療の有効性を示す何らかの指標を代用し、その指標について先行研究で算出されたＱＯＬ値を参照することも多い。この場合、どのような指標を選択するかによって、ＱＯＬは変動し得る。また、当該指標をＱＯＬに変換できる先行研究があるか否か、その先行研究のＱＯＬ値を当該治療の結果に当てはめて計算するのが妥当なのかどうかによって、ＱＡＬＹ算出の可否は左右されることになる。

このように、多くの前提のうえで計算された指標であるために、専門部会でも「ＱＡＬＹは仮想的なデータだ」という批判が相次いだ。もちろん万能な指標などありはしないのだが、ＱＡＬＹ自体への疑念をなかなか払拭できない割には、算出に多くの労力をかけなければならない。結局、評価をどのように進めるかという点も含め、実務的な体制整備のあり方の議論はまったく行われてこなかった。

他方、わが国でも現行制度下で、ＱＡＬＹとはまったく異なる費用対効果の評価が、部分的にせよ実質的に行われてきたことは、認識しておくべきだろう。

医薬品を例に挙げれば、新規に保険収載される医薬品の価格は「類似薬効比較方式」で決められ、これに新規性がある場合には補正加算が加えられる。この仕組みは、形を変えた独自の費用対効果の評価を行っていると見做すことができる。類似薬がない場合には、「原価計算方式」が取られるが、この場合でも、既存治療と比較した場合の革新性や有効性、安全性の程度に応じて、営業利益率に一定の範囲でメリハリが付けられる。

わが国の薬価算定ルールには、こうした形で部分的に費用対効果の考え方が反映されてきた。しかし、高額な医薬品も相次いで登場し、費用対効果の観点が強調されるようになって、その専門部会が設置されるに至ったわけである。

一方、14年度薬価制度改革では「加算ルールの定量的な評価の導入」が掲げられた。この詳細は今後明らかになるが、費用対効果評価専門部会で議論されてきた手法とは異なり、現行制度を前提として、費用対効果評価を精緻化させる仕組みだと見做すこともできるだろう。

ただし、加算ルールの定量的な評価と費用対効果評価の議論との関係をどのように整理するのかという点について、十分な議論は行われていない。中医協でも、日本医師会の鈴木邦彦常任理事がこの点を問い質したものの、厚労省保険局医療課は「今後検討していく」と答えるだけだった。

このように評価のあり方をめぐって議論が続いている状況にあるが、費用対効果評価をめぐる最大の問題は、費用対効果評価を導入した場合に、いったいそれをどのように活用するのかという点である。

費用対効果評価の活用方法としては、保険収載の可否の判断に用いるか、もしくは償還価格に反映させるか、という2つの方法が考えられる。保険収載の可否の判断に画一的に用いると、イギリスでそうなったように、著しい給付抑制とアクセス制限を招き、患者が必要な診療を受けられなくなる恐れがある。

これは根拠のない杞憂ではない。

現在の保険外併用療養費制度の評価療養は、将来の保険収載に向けた評価のために、保険診療と保険外診療の併用を認める制度だ。だが、規制改革会議や産業競争力会議などでは、「費用対効果に優れない先進医療は、評価療養としてではなく、ずっと保険外診療に据え置くような枠組みもつくるべきだ」といった議論も出ている。

こうして、いわゆる混合診療解禁論や保険給付範囲縮小論と相俟って、費用対効果評価が保険収載の可否の判断に使われるようになると、「必要かつ適切な医療は、基本的に保険診療により確保する」という国民皆保険の基本理念が根底から揺らぐことになりかねない。

こうした状況を懸念すれば、費用対効果評価の活用方法に注意が必要なのは事実だが、だからと言って、費用対効果評価の議論を完全に無視できる訳でもない。実際に、重粒子線治療などの保険収載の可否を議論するうえで、費用対効果の良し悪しが問われている。なし崩し的に費用対効果評価で保険収載が左右されるほうが問題だ。

高額薬剤などに限定活用すべき

近年、抗がん剤などを中心として、高額な新薬も続々と登場している。医薬品産業のイノベーションは薬価でも評価していく必要があるが、臨床上の効果が限定的でありながら、高額な新薬が出ているのも事実である。

しかし、本来的に医薬品の価値はその効果で評価すべきもので、それらの高額な薬価は是正されるべきだ。そのためには、償還価格を決定するうえで、費用対効果評価という観点を避けて通ることはできない。

このように考えると、費用対効果評価は、著しく高額な医薬品などに限定して、償還価格に反映させるのが妥当だろう。高額な薬価の是正に用いるとしても、保険収載されると利用患者数は増えるので、製薬企業にとっても、高額のまま保険外診療で据え置かれるよりも、メリットは大きい。逆に言えば、保険収載を前提としたほうが「成長戦略」にもなるのだ。

医療技術の進歩するなか、財政窮迫を理由に混合診療全面解禁や保険給付範囲縮小という方向に陥らないようにするためにも、償還価格の決定にあたって、費用対効果の考えを活用する必要がある。ただし、効果指標をＱＡＬＹに限定する必要はないし、まったく新規の枠組みを構築するよりも、現行制度を適切な評価体系へと改善するのに用いるというのが現実的のように思われる。

（2014年4月15日号）

特例拡大再算定と費用対効果評価の関係

16年度薬価制度改革では、年間販売額が極めて大きい医薬品に適用される「特例拡大再算定」の新設が注目を集めた。対象となるのは4成分6品目だが、この制度について、製薬業界からは、イノベーションを阻害してしまうとの批判が根強くある。薬剤費抑制が強く求められているなか、やむを得ない面がある一方、些か安直で場当たり的な方法であるとの印象も拭い切れない。

イノベーションを促進する必要があるとしても、政府が医療費抑制をめざしているなか、薬剤費の高さがとくに大きな問題となっている。日本の薬剤費比率は20％台前半で高止まりしているが、1人当たり薬剤費は、ＯＥＣＤ加盟国中、米国に次いで高く、薬剤費の対ＧＤＰを見ると、米国を上回る水準にまで上昇しているのである。しかも、日本では長年にわたり、「モノ」に比べて「技術」の評価がかなり低く抑えられてきた。医療費の配分のあり方として、「モノ」から「技術」へのシフトが求められる。

こうした状況を踏まえると、薬剤費の伸びを抑制していかざるを得ない。薬剤費を抑制するうえでは、価格と数量の両面から考える必要がある。今回の診療報酬改定・薬価制度改革において、価格面で、特例拡大再算定をはじめ、さまざまな方策で薬価の抑制が図られたのに加え、数量面でも、減薬や残薬管理への評価などが盛り込まれた。このように、薬剤費の抑制は医療政策上の大きな柱となっており、こうした傾向はこれまでと同様、もしくはそれ以上に、今後とも続いていくと思われる。

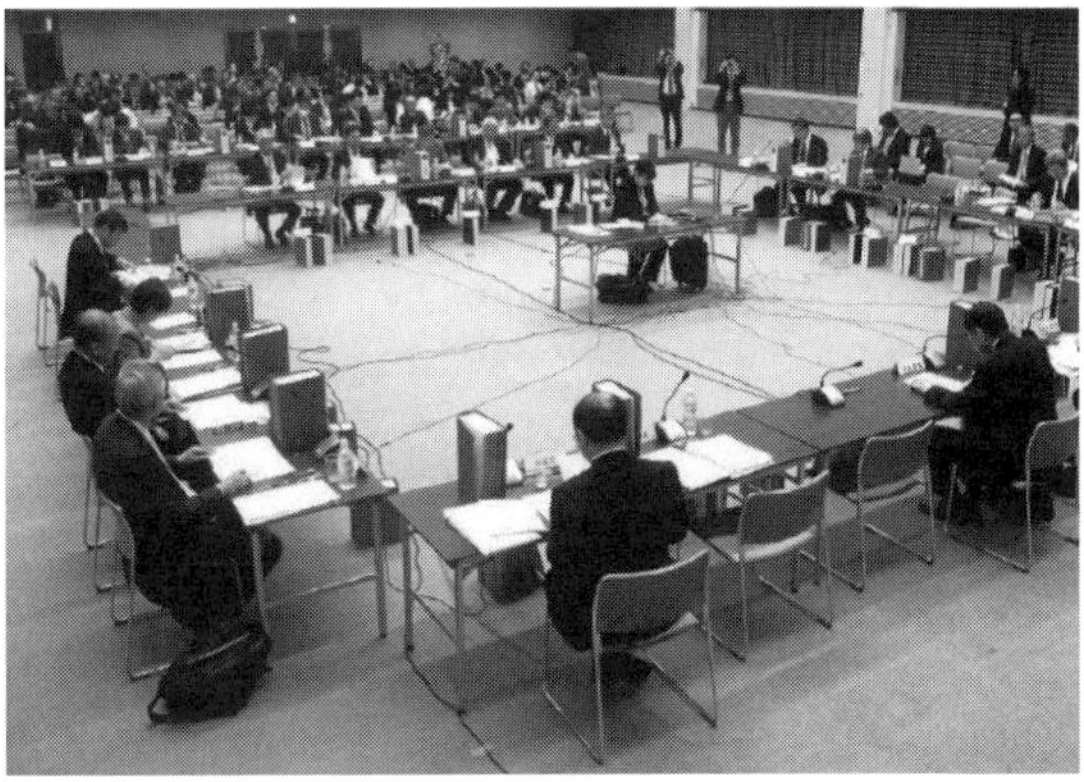
検討すべき課題が多い薬価専門部会

ところで、改めて指摘するまでもなく、特例拡大再算定は、単に市場販売額の大きさだけで対象になるわけではない。特例拡大再算定は、従来の市場拡大再算定に特例的な取扱いを追加するものであり、「年間販売額が１５００億円を超え、かつ予想販売額の1.3倍以上の場合」に最大50％の引き下げ、「年間販売額が１０００億円を超え１５００億円以下、かつ予想販売額の1.5倍以上の場合」に最大25％の引き下げを行うものだ。すなわち、市場規模が巨額だからというだけで狙い撃ちにしているわけではなく、あくまで事前の予想販売額を上回ったものに調整を加えるためのものである。

事前の予想販売額以上に売上げが伸びると、薬価が引き下げられるという仕組み自体に批判はあるかもしれない。従来の市場拡大再算定にも、製薬業界からは見直しを求める声が相次いでいた。しかし、新薬算定時に前提とされた市場規模予測から乖離が生じたのだから、その場合に、価格の見直しを行うことには、一定の合理性があると言えるだろう。それゆえに、これまでも市場拡大再算定が設けられてきたわけだが、最近話題になっているC型肝炎治療薬や抗がん剤など、非常に高額な医薬品が登場していることから、対象を拡大する特例的なルールを新設することになった。従って、高額薬剤の相次ぐ登場を受けた苦肉の策という感じはするものの、まったく理屈が立たない仕組みというわけではないのだ。

体系的な整理が必要

しかし、こうした仕組みの下では、それぞれの医薬品の価値をどのように評価するかという視点が欠落してしまう。原理的に考えれば、薬価とは、それぞれの医薬品の価値を表したものである。医薬品の価値とは、基本的に臨床上の効果であるとすると、効果の高い薬は相応に高い価格が設定されて当然であるし、臨床上の効果が高ければ、市場規模も大きなものになり得るだろう。折しも、費用対効果評価が試行的に導入されることになった。臨床上の効果がさほど大きく改善するわけではないにもかかわらず、非常に高額な価格設定がなされている薬も少なからず存在しており、費用対効果評価の考え方からすれば、それらの薬価は引き下げられて然るべきであろう。だが、逆に言えば、有効性の非常に高い薬が登場すれば、それなりに高額であっても、許容されることになるはずだ。

もちろん、特例拡大再算定と費用対効果評価は、異なる視点に立った仕組みであり、それぞれに必要とされるが、両者の整合性については、もっと議論が深められてもよいのではないだろうか。

特例拡大再算定の対象となったＣ型肝炎薬の「ソバルディ」と「ハーボニー」は31・7％という大幅な引き下げとなった。他方、これらの薬は費用対効果評価の対象になると目されている。

費用対効果評価については、その活用方法などをめぐってさまざま議論が重ねられてきたが、結局のところ、試行的導入では、保険収載後の一定期間において、費用対効果の評価結果に基づく再算定が行われることになった。対象となるのは、指定難病、血友病、ＨＩＶ感染症の治療薬や、未承認薬等検討会議を踏まえた開発要請などに応じて開発した薬を除き、12年度から15年度に保険適用された品目で、「類似薬効比較方式で算定されたもののうち、補正加算の加算率が最高、10％以上の補正加算でピーク時予想売上高が最高」、「原価計算方式で算定されたもののうち、営業利益率の加算率が最高、10％以上の加算でピーク時予想売上高が最高」のものとされた。

予定では、４月以降、再算定に係る品目を指定し、企業においてデータ提出の準備を開始することになっているが、この条件を勘案すると、先に挙げたＣ型肝炎薬や、抗がん剤では「オプジーボ」などが該当するのではないか、と巷間では言われている。

C型肝炎薬については、価格の高さが世界的に話題となってきたが、日本でも、15年に保険収載された際、問題視するような声が出ていた。他方で、中央社会保険医療協議会費用対効果評価専門部会で参考人を務める池田俊也国際医療福祉大学教授は、日本経済新聞で、「一見高額だが、肝臓がんになった際の医療費を考えると高いとは言い切れない」と述べ、毎日新聞でも、「将来の医療費節減効果を考えれば妥当な水準」とのコメントを寄せていた。仮に費用対効果評価の視点では「妥当な水準」であったとしても、特例拡大再算定によって、価格が3割以上も引き下げられることになったのだ。

すでに述べたとおり、特例拡大再算定と費用対効果評価の視点は異なる。費用対効果評価には、販売額という視点はない。それぞれに欠けている視点を補っていると考えられなくもない。だが、薬価を引き下げるための「いいとこ取り」になってしまうと、イノベーションが阻害されてしまうという懸念を払拭できないだろう。

このほかにも、市場拡大再算定に該当すると、新薬創出・適応外薬解消等促進加算の要件を満たしていても、加算が適用されなくなる。再算定の対象になる以上、薬価を維持するわけにいかないのは当然だが、こうした取り扱いだけでは、イノベーションの評価に整合性が取れているとは言えない。

薬剤費の抑制は今後とも避けられないが、さまざまな仕組みの間の整合性に疑問を感じるものも少なくなく、体系的な整理が必要だろう。なお、再算定の対象となるか否かの根拠となる市場規模予測にも、改善の余地がある。市場規模予測が薬価算定時に正確にできるような性格のものでないのは当然だが、薬価に影響するにもかかわらず、根拠の不十分さや恣意性を排除し得ない。こうした点でも検討すべき課題は多い。

（２０１６年４月１日号）

【補注】高額薬剤の問題に注目が集まっている。大きなきっかけになったのは、16年４月４日の財政制度等審議会財政制度分科会で、國頭英夫日本赤十字社医療センター化学療法科部長が行った、免疫チェックポイント阻害薬「オプジーボ」に関する問題提起だ。当初、希少がんである悪性黒色腫（メラノーマ）のみを適用とし、非常に高額な価格が設定されたが、その後、切除不能な進行・再発の非小細胞肺がんにも適用が拡大された。これにより、対象患者数の大幅増加が見込まれるにもかかわらず、現行の薬価制度上、高額な価格がそのまま維持されたため、薬剤費の急増が懸念される事態となった。國頭医師の推計自体は影響を過大に見積もったものであったが、相次ぐ高額薬剤の登場に対して、政策上の対応が必要であることは間違いなく、中医協などにおいて、薬価制度上、効能追加などによる大幅な市場拡大への対応や、費用対効果評価の活用、現行の薬価算定ルール（原価計算方式と類似薬効比較方式）の見直しが議論されるとともに、新規作用機序医薬品の最適使用推進ガイドラインの策定が検討されることになった。高額薬剤によって、近年の医療費の伸びの鈍化傾向にも変調が生じ始めている状況にあり、今後とも高額薬剤を巡る問題について、多岐にわたる検討は避けられないであろう。

保険給付範囲縮小論に交錯する思惑

最近、医療費抑制策の議論が花盛りだ。提案自体には新鮮味がなく、これまでも繰り返し議論されてきたことの焼き直しがほとんどだが、経済財政諮問会議や財政制度等審議会だけでなく、自民党の「財政再建に関する特命委員会」なども含め、医療費抑制策が議論の俎上に載せられている。そこで検討されている事項のひとつに、保険給付範囲の縮小がある。

さまざまな具体策が議論されており、例えば、諮問会議の民間議員は、「費用対効果評価の導入により保険収載の適正化」や「保険償還額の後発品価格に基づく設定と市販薬（ＯＴＣ薬）類似品の保険除外」を提案している。

同様の提案は、財政審が15年6月1日にまとめた「財政健全化計画等に関する建議」にも見られる。費用対効果の関連では、「同じ生活習慣病を対象とした治療薬が複数ある場合において、費用対効果の観点も踏まえ、専門家の知見を集めて処方の順番・ルールを設定し、保険給付のあり方を適正化すべきである」といった独特な提案も含まれているものの、諮問会議と財政審では、ほぼ共通した給付範囲縮小策が議論されている。ただし、財政審の建議では、「受診時定額負担・免責制の導入」が盛り込まれているのが特徴である。

保険免責制は、小泉純一郎政権期に諮問会議などで提案されたものであり、受診時定額負担は、民主党政権下の「社会保障・税一体改革」の議論の過程で浮上したアイデアだが、いずれも公的医療保険の理念に照らして弊害があると指摘され、実現されてこなかった。今回の諮問会議の民間議員の提案のなかに、これらが含まれていないというのは興味深い点だが、財務省は相変わらず提案し続けている。

財務省にとっては、医療給付費（そのなかでも公費投入額）の抑制が至上命題であり、それが実現できれば、何でも構わない。しつこく提案を繰り返すことで、すぐには困難であっても、少しずつ流れをつくっていく狙いもあるのかもしれない。受診時定額負担は、自民党の特命委員会でも検討課題に挙げられている。実際には実現のハードルが高くとも、こうした議論が与党からも生まれてくる環境を醸成しているのである。

なお、財務省は、これらの提案の根拠として、「限られた医療資源の中で、疾病などに伴う大きなリスクをカバーするという保険の基本機能を発揮しながら、国民皆保険を堅持していく」という点を挙げている。かたちは違うが、ある意味で同じような考え方に立っているのが、15年6月10日に公表された『保健医療２０３５』での「風邪などの軽度の疾病には負担割合を高くして重度の疾病には負担割合を低くする」といった提案である。しかし、これも以前からよく言われてきたアイデアだが、線引きは難しい。過度な受診抑制が重症化を招き、むしろ医療費を増加させかねない問題を抱えている。

全面解禁に否定的な財務省

ところで、財務省は、「受診時定額負担・免責制の導入」も含め、保険給付範囲を縮小することにより、医療給付費を抑制しようとしているが、同じように給付範囲縮小を唱えていても、経済産業省や規制改革会議などの考え方とは、大きく異なっている点もある。

それは、例えばいわゆる「混合診療」問題について、財務省は全面解禁に否定的だという点に如実に表れている。13年10月に都内で開かれた医療経済フォーラムのシンポジウムの席で、財務省の新川浩嗣主計官（当時）は、「混合診療」の全面解禁に反対する立場を表明して、注目を浴びた。何でもかんでも野放図に併用を認めてしまう「全面解禁」では、実は全体の医療利用が増え、財政支出が膨らむ可能性があるためだ。

医療に市場原理を導入した場合に、公的医療費を含め、医療費が増えてしまう状況を、日本福祉大学の二木立学長は、「新自由主義的医療改革の本質的ジレンマ」と呼んでいるが、それゆえ、財務省の立場からすると、医療への市場原理の導入は決して望ましくない。さらに、新川氏は、有効性や安全性が確認できない医療の横行を公費で助長する恐れがある、といった問題点も指摘していた。これらは至極真っ当な指摘であり、保険給付範囲の縮小を唱える勢力のなかにも、異なった考え方が交錯していることがわかる。

ただし、新川氏は、「公的な医療保険だけでは、マーケットを成長させるのは困難」とか「保険外併用療養費制度を活用して経済成長をめざすべき」といった見解も同時に示していた。すなわち、「医療イノベーション」が推進されている状況で、新たに出てくる高額な新薬や医療技術は、公的医療保険に組み込んでいくのではなく、言わば「管理された混合診療」の保険外併用療養費制度の下で、それらは保険外でマーケットを拡大させようということになる。

財政負担をなるべく軽減させようとする財務省の立場から、こうした考え方が出てくることは容易に想像できる。財務省は、医療への市場原理の導入には否定的であっても、公的医療保険を充実させようとしているわけでもない。医療費抑制策をめぐって、さまざまな主体が議論に参画しているが、それぞれの思惑の同じところ、違うところは冷静に見極める必要があるだろう。

それでは、最も肝心の厚生労働省は、保険給付範囲の縮小について、どのように考えているのであろうか。財務省や諮問会議などに比べると、厚労省は、基本的に給付範囲縮小には慎重姿勢であると言えよう。

例えば、保険償還額を後発品価格に基づき設定することについて、厚労省は、「先発品使用時の負担増への国民の理解が得られるか、製薬企業の投資回収期間が短くなり、イノベーションが進まなくならないかなどを踏まえた検討が必要」と述べている。

また、OTC類似薬の保険除外についても、「患者の負担増に国民の理解を得られるか」「有効成分が同じであっても、適応の範囲、用法・用量などが異なり、必要な医療が提供できなくなる」「かえって高額な薬剤が使用される」「製薬企業が新規成分のOTC薬の発売を躊躇する」「漢方薬については、OTC薬の有効成分が医療用の半量程度となっており、それらを使用する患者の負担が増えることになる」といった点を挙げて、これらの観点を「踏まえた検討が必要」と回答している。

ただし、「踏まえた検討が必要」というのは、「反論」としては、インパクトに欠ける。あまり強硬に反論して、官邸方面の怒りを買うことなどを心配し、抵抗色を薄めているのかもしれない。だが、そうした配慮を強めざるを得ない政治状況では、今後、安倍晋三政権が本格的な歳出削減に乗り出した場合に、給付範囲縮小の圧力に抗せなくなる恐れがある。

また、厚労省内でも、さまざまな意見の幹部がいる。保険償還額の後発品価格に基づく設定については、政治家に振り付けしてきた過去を持つ幹部もいると言われている。同じ役所でも、人によって意見が違うことがあるのは、当然だ。そのときどきの人事体制で、方針が変化することもある。

給付範囲のあり方については、費用抑制に偏ることなく、国民皆保険の基本理念に立ち返った議論が求められる。

（２０１５年7月1日号）

「皆保険維持」の至難な舵取りの行方

過去の医療制度改革では、どちらかと言うと医療保険制度改革が議論の争点になってきた。もちろん、これまでも医療法改正や診療報酬改定を通じた医療機能の分化が進められるなどしてきたが、累次の患者負担引き上げや公費投入を含めた財政調整のあり方が政治問題化し、注目されてきたのだ。

他方、社会保障・税一体改革では医療提供体制改革が脚光を浴びている。それには、サラリーマン本人の３割負担への引き上げ時に「将来にわたり7割給付を維持する」と法律附則に規定され、患者負担増の余地が狭まっているという背景もあるし、後期高齢者医療制度（08年4月施行）への世間の批判も和らぎ、その廃止を公約していた民主党政権も挫折したことで、医療保険制度改革が限界に直面しつつあるという事情もある。むしろ超高齢社会におけるニーズとのミスマッチを解消する方向で医療提供体制を再構築することのほうが、喫緊の課題となっている。

といっても、13年8月にまとめられた社会保障制度改革国民会議の報告書でも医療保険制度に関する議論は行われており、現在、法改正に向けて厚生労働省の社会保障審議会医療保険部会でも検討が始まっている。医療提供体制の改革を進めたところで、今後とも医療費がある程度の増加を続けるのは避けられない以上、その財源をどのようにして賄い、持続的な保険財政運営を構築していくのかというのは、引き続き重要な問題だ。

その観点で注目されるのは、国民会議報告書で「能力に応じた負担の仕組みを整備する」と明記されたことである。具体的には、国保保険料の賦課限度額や被用者保険の標準報酬月額の上限の引き上げ、後期高齢者支援金の被用者保険間における総報酬割の全面的導入などだ。これらは必要なことだと評価できる。

前者については、上限によって高所得者の保険料負担が頭打ちになって負担のアンバランスが生じている現状からすれば、その見直しは格差是正と財源確保のためにも不可欠である。

後者については、75歳未満のいわゆる「若人」の保険制度から後期高齢者医療制度への支援金が、当初は加入者数に応じて拠出する仕組みとして導入されたものの、それでは負担能力が考慮されず、結果としてとくに協会けんぽに厳しい財政影響を及ぼすことから、その後、被用者保険間で支援金総額の3分の1を報酬水準に応じて拠出することに改められてきたものであり、それを全面化するというのは、被用者保険間の負担の公平の確保につながる。

負担のあり方については、それぞれの受益に応じて負担する「応益負担」と、それぞれの能力に応じて負担する「応能負担」という異なる考え方がある。どちらを基本に考えるかは理念の違いにも関わるが、私は、公的医療保険のような公共的なニーズの高いサービスの費用を連帯して負担し合う仕組みでは、応能負担を基本に据えるべきだと考える。

そうした観点から、今回の国民会議報告書で「能力に応じた負担の仕組み」の方向性が示されたことは評価する。わが国の医療保険制度は、歴史的な経緯もあって職域・地域ごとに制度が分立しており、それらの制度間で「能力に応じた」保険料負担の公平性を徹底するには限度もあるが、段階的にでも「能力に応じた負担の仕組み」へと向かっていること自体は、正しい方向だと言えよう。

他方で、負担には「保険料負担」やそれを補完する「税負担」のほかに「患者自己負担」（窓口負担）もあるが、保険本来の機能から考えて、負担増は自己負担ではなく保険料を中心とすべきだ。

保険とは、病気になったときの費用負担について、予め加入者が保険料を広く負担し合うことでリスク分散を図るものである。その趣旨からすれば、病気になったときに患者が窓口で負担する自己負担が過大になることは、決して望ましいことではない。

自己負担は、保険があることで健康にまったく気をつけなくなる、もしくは不必要に医療機関を受診するといった「モラルハザード」が発生するのを防ぐためにある。しかし、自己負担が過大になれば、逆に保険としての機能が弱体化してしまう。

このように考えると、保険料については応能負担に依拠し、医療費の増大に伴って負担を増やしていくとしても、自己負担（逆に言えば給付）は本来的には医療の必要性に対して等しくあるべきだ。もちろん、低所得者に対しては、政策的配慮から自己負担をさらに軽減するということはあるけれども、高額所得者に「能力に応じた」負担だとして、過大な自己負担を課すことは問題だ。保険料でも自己負担でも、「能力に応じた」負担として負担増を行っていけば、高額所得者にとって保険加入の意味が希薄化し、負担の支え合いに理解が得られなくなる恐れもあるからである。

今のところ、自己負担については70歳～74歳の高齢者への特例措置をやめて、現行の1割から法律本則通りの2割へと引き上げる予定となっている。負担増は保険料を中心とすべきという原則からすると、自己負担増は望ましくないけれども、現状の70歳未満や75歳以上との「自己負担額の均衡」という観点に立ち、新たに70歳になった者から段階的に適用するという一定の配慮がなされることも考慮するなら、仕方のない面もある。

亡霊のように甦る給付抑制策

また、高額療養費制度の見直しも検討されている。高額療養費制度を利用してもなお、中低所得者にとって自己負担が重く圧し掛かっているケースも数多く見られることから、その負担軽減は不可欠である。ただし、中低所得者の負担を軽減する一方で、高額所得者の負担を過大な水準にまで引き上げていくことは、すでに述べたような考え方に立つなら、必ずしも望ましくない。

医療保険でも介護保険でも「給付の重点化・効率化」の名の下に、自己負担増やサービスの見直しが段階的に視野に入ってきている。

医療保険では、これまで紹介したもの以外に、紹介状のない患者が大病院の外来を受診した場合の定額負担導入や、入院療養での給食給付などの自己負担の見直しが挙げられている。介護保険では、一定以上所得者の２割負担への引き上げや要支援者への予防給付の見直しなどである。これらのすべてではないけれども、単に負担をツケ回すだけでは効率化にならないばかりか、逆に弊害を生む恐れがあり、問題点が多いと言わざるを得ない給付抑制策も含まれている。

今後、医療・介護費用の増大に伴って、給付抑制の議論が繰り返される危険性は高い。今回の一体改革の議論の過程でも、小泉政権期の経済財政諮問会議で提案された保険免責制の変形のような、「受診時定額負担」の導入が俎上に載せられた。批判も多く出て提案は取り下げられたが、負担を患者や利用者に転嫁するだけの間違った給付抑制策が亡霊のように甦る恐れは十分にある。

そのほか、医療保険制度に関しては、国保の保険者を都道府県に移行するにしても、単なる保険者の変更だけでなく「財政的な構造問題」にどのように取り組むかなど、課題は残る。皆保険の堅持のために議論すべきことは多い。

（２０１４年２月15日号）

「制度化」に失敗した新薬創出加算の問題

13年12月18日に開催された中央社会保険医療協議会薬価専門部会で、「次期薬価制度改革の骨子（たたき台）」が協議され、「試行」状態にある新薬創出・適応外薬解消等促進加算（新薬創出加算）について厚生労働省は「制度化」の方向性を提案した。ところが、支払側からも診療側からも異論が相次ぎ、「試行継続」でまとまって、25日の中医協総会で正式に了承された。

自民党は新薬創出加算の「恒久化」を選挙公約に掲げていた。アベノミクスの「第3の矢」である成長戦略でも創薬などに期待が寄せられていることもあり、14年度薬価制度改革での対応が注目されていたものの、それでもやはり認められなかった。

「恒久化」なのか「制度化」なのかはいわゆる霞が関文学のようなもので、本質的な違いはない。厚労省からすると、恒久化に対する中医協での根強い反対意見を慮り、恒久化だとそのまま永続することになるが、制度化だと必要に応じて随時見直しが加えられるという趣旨で、制度化という文言を用いたのかもしれない。

しかし、仮に恒久化であっても、見直されることなく永続することなどあり得ない。例えば90年代末の「恒久的減税」もその後廃止されたように、「恒久」と称する政策も政策である以上は常に見直しを余儀なくされる。すなわち、恒久化も制度化も実態は何ら変わるものではなく、制度化だからいいではないかといって提案するのは誤魔化し以外の何ものでもない。

14年度薬価制度改革に向けた議論では、その辺りに胡散臭さが感じられたことに加え、新薬創出加算の改善策がいくつか盛り込まれたが、不信感を払拭するには未だ不十分だと言える。

新薬創出加算の試行的導入が「ドラッグラグ」解消に一定の効果を発揮したことには誰も異論はないだろう。とはいえ、この加算の仕組みはあまりにも歪なのだ。

おさらいになるが、新薬創出加算とは、後発品が上市されていない薬価収載後15年までの新薬で、市場実勢価格の薬価に対する乖離率が全収載品の加重平均乖離率を超えない医薬品を加算対象とし、しばらくの間薬価の引き下げを猶予することで、未承認・適応外薬の解消などを図るという仕組みである。

私が見るところ、新薬創出加算に潜む最大の問題点とは、市場実勢価格の乖離率をもって、加算対象とするかどうかを決める基準としていることである。

なぜこのような仕組みになっているのかというと、市場実勢価格の乖離率が全収載品の加重平均乖離率を超えていなければ、当該医薬品は市場での評価が高いと見做しているからだ。だが、専ら乖離率を基準としていることは、加算の対象となった医薬品と開発の必要性が高い未承認・適応外薬の間には何のつながりもないということである。そこに制度上の根本的な矛盾がある。

新薬創出加算では、「医療上の必要性の高い未承認・適応外薬検討会議」での検討を踏まえた国からの開発要請への対応が条件とされているが、加算を受けた企業のなかにも開発要請に対応していない企業が存在していることが問題視されている。こうした「ミスマッチ」が生じてしまうのも、そもそも加算対象の基準のあり方に起因する問題なのだ。

さすがにこうした状況は容認できないということで、14年度薬価制度改革に向けた議論でも、開発要請した適応外薬などの開発や上市の状況が「不適切」と中医協で判断された企業については、当該企業の新薬は加算しないという方針が出されている。そして、それまでに引き下げを猶予された加算額期間累積分を、市場実勢価格に基づく算定値から追加して引き下げるなどの対応策も示されている。

このような、ある種の「ペナルティ」措置によって、新薬創出加算を受けていながら開発要請への対応がなされないという「ミスマッチ」はある程度是正されることになるだろう。しかし、決してそれで新薬創出加算の問題点がすべて解決されるわけではない。

確かに「ドラッグラグ」の解消は喫緊の課題ではあるが、新薬創出加算によって前倒しで研究開発費を回収させ、それによって別の医薬品の新たな研究開発を可能にする仕組みである以上、加算対象となった医薬品の本来の価格を歪めかねない。医薬品の価値は本来、その臨床上の効果によって評価すべきである。

いくら「ドラッグラグ」の解消を名目にしているといっても、そのための費用をまったく別の無関係な医薬品の価格に上乗せするというのは、後発品の上市後に一括して引き下げるとしても、理屈が立たない。

逆に言えば、「ドラッグラグ」の解消のために開発される医薬品が本当にそれだけ価値の高いものであるならば、当該医薬品そのものの価格設定で、そのイノベーションの価値が評価されるべきではないだろうか。

取引価格への理不尽な影響

このようなおかしな仕組みであるがゆえに、現場では加算対象品の納入価格の値上げといった、理不尽な現象まで生じている。

新薬創出加算が試行的に導入された直後、10年６月23日の中医協総会では、診療側委員から新薬創出加算を理由とした納入価格の値上げが問題視された。これに対し、厚労省の磯部総一郎薬剤管理官（当時）は「薬価の算定方式であって、それがあるから、ないからといって取引価格がどうだというものではない」「そういうの（新薬創出加算の試行導入を根拠に値上げということ）は想定もしていなかった」と説明した。

中医協で納入価格の値上げが問題化して以降、製薬企業や卸の対応が是正されたと言われ、再度表面化することにはなっていない。

ところが、私がある全国規模の病院グループから、加算対象品の納入価格のデータの提供を受けて調べたところ、当該病院グループが購入している加算対象品の10年度決定価と12年度最終見積価格を比べると、58品目（加算対象品の約16％）で納入価格が2年前よりも値上がりしていたのだ（詳細は『日本医事新報』13年8月3日号掲載の拙稿を参照のこと）。

これだけでは納入価格が値上がりしている理由は必ずしも明確ではないが、約16％という無視し得ない割合で値上がり品目が存在している以上は、新薬創出加算が依然として取引価格に一定程度の影響を及ぼしているのは間違いないだろう。市場実勢価格の乖離率が全収載品の加重平均乖離率を超えないことをもって加算対象となるため、加算対象となって薬価を維持するには、加重平均乖離率内で販売する必要があり、値引き幅を抑制させるインセンティブが作用するのだ。

こうした歪な構造を放置したままでは、たとえ後発品への適切な置き換えがなかった場合に特例的な引き下げ（いわゆる「Z2」）を行う新ルールの導入と組み合わせて「制度化」の提案をしたところで、到底理解は得られないだろう。

むしろ今後の議論で必要なことは、現行の歪な仕組みに拘泥するのではなく、医薬品のイノベーションに対する適正な評価体系を構築することだと言える。

（2014年1月15日号）

新薬創出加算「恒久化」以前の疑問符

次期年度薬価制度改革に向けて、新薬創出加算の「恒久化」が実現するかどうか、製薬業界の関心は高い。先日、ある外資系製薬企業の社長と面談したが、新薬創出加算が恒久化されないと、「ビジネスの『予見可能性』を損なうことになる。予見可能性のない国では、安心して企業活動しようと思わなくなり、日本経済全体にとってマイナスだ」と強く主張していた。

確かに、いくら「試行的」とはいえ、10年度から続いてきた新薬創出加算が継続されないことになれば、この制度を前提に経営展開している企業の側からすれば、経営上のシナリオが大きく狂ってしまう。制度というものは、朝令暮改を繰り返すのではなく、ある程度の安定性を担保すべきものだ。

しかしながら、医療の世界においては、診療報酬改定と薬価制度改革が2年に1度という頻度で実施され、その都度、医療現場は制度の見直しに振り回され、厚生労働省によって梯子を外されたりしてきた。それは、わざわざ「試行的」と銘打っていなくとも、日常茶飯事に行われていることなのだ。

例えば、最近の医療提供体制改革の流れで、7対1病棟の算定要件厳格化が注目されているけれども、7対1が導入されたのは06年度改定である。病床数が当初の見込みを大幅に上回ったということで、12年度、14年度と絞り込みに入っているが、導入からそれほど長い期間が経っているわけではない。もっと衝撃的なのは、後期高齢者医療制度の施行に合わせて設けられた後期高齢者診療料、後期高齢者終末期相談支援料だ。改定直後から批判が噴出し、半年も経たないうちに凍結されたうえ、廃止された。もう少し遡れば、02年度改定で、110種類の手術について、一定の症例数を下回る医療機関の手術料を3割引き下げたが、外科系の学会の実証研究から、必ずしも治療成績の量的効果は確認されないとの結果が示され、06年度に撤回されたこともあった。

これらはほんの一例で、診療報酬改定の歩みというものは、政策誘導と現実とのギャップの間で繰り返される「試行錯誤の歴史」と言っても過言ではない。だからと言って、このように改定の度に見直しが行われることを「悪い」と一方的に断罪しても始まらない。予め完璧なかたちで制度設計を行うことが困難である以上、実際に運用するなかで、その時々に発生する問題に対応して、見直しを行うこと自体は不可欠だからだ。

とは言っても、それが過剰に及べば現場は困ってしまい、政策の先行きを信頼できなくなる。それこそ、診療報酬の「予見可能性」の欠如によって、医療機関は翻弄されてきたのである。従って、政策の決定では、慎重さと丁寧さが求められるのだ。

政策上の是非は別にして、このような現状を念頭に置けば、診療報酬改定や薬価制度改革においては、「試行的」であるかどうかにかかわらず、常に2年に1回の見直しの可能性が潜在的にある。

逆に言えば、仮に新薬創出加算が「恒久化」されたり、前回の議論の過程での厚労省の表現を用いるならば、「制度化」されたりしたとしても、現在の仕組みのまま将来にわたり継続されることが保証されるものではないのだ。この点については、十分に認識しておくべきだろう。このように考えると、かたちのうえでは「試行的」なのか、それとも「恒久化」または「制度化」なのかの違いはあるとしても、実質的には、あまり大差ないのかもしれない。

しかし、いずれの道を歩むにせよ、新薬開発のためには新薬創出加算のような評価が不可欠だと言うのであれば、制度の必要性と合理性について、納得のいくかたちで運用していくことが求められる。これまでの議論の過程で、業界から「恒久化」の要望が繰り返し出されても、それが実現できなかったのは、まさに納得が得られないからにほかならない。

とくに、16年度診療報酬改定では、財政制約の圧力がさらに強まることが想定される。14年度改定は、消費税率が５％から８％へと引き上げられるタイミングで実施されたにもかかわらず、消費税補填分を除くと、実質マイナス改定だった。ましてや16年度改定は、客観情勢として考えて、消費税率の10％への引き上げが17年４月へと先送りされた【補注：その後、19年10月へと再延期された】ことに伴って、財源確保の困難さを理由に、より厳しい状況になるものと推測される。

ただでさえ、「製薬企業は利益率が非常に高いのに、新薬開発のための薬価の維持が本当に必要なのか」という疑問が根強くある。診療報酬改定が厳しいものになればなるほど、みんなが「痛み」

を分かち合わなければならなくなるが、そうしたなかで新薬創出加算を「恒久化」するということは、いよいよ納得が得られにくいのではないだろうか。

あまりに合理性を欠く

新薬創出加算の問題は、単に製薬企業が「儲け過ぎ」かどうかという点にあるのではない。この制度自体に内在する問題に、疑問が差し向けられているのだ。例えば、中央社会保険医療協議会で新薬創出加算の適用を受けていながら、未承認薬・適応外薬の開発要請を受けず、公募にも手を挙げない企業が存在するという問題が指摘されてきた。いわゆる「ミスマッチ」の問題である。そこで、加算の取得条件が厳格化され、開発要請・公募品目や「真に医療の質の向上に貢献する医薬品」の研究開発を行っている企業でなければならなくなった。その結果、6社8成分10品目が対象外となるなど、見直しの効果も出ている。

しかし、こうした問題が発生してしまう根本的な原因は、薬価と市場実勢価格の乖離率が加重平均乖離率を超えなければ、加算対象になるという現在の仕組みに起因していると言える。平均乖離率を超えないことをもって、「市場で一定の評価がなされている薬」だと見做しているわけだが、その結果、加算対象となって価格が維持される品目と、研究開発を行う品目との間には、何の関係もないことになってしまう。こうした仕組みは、それぞれの薬の価格設定のあり方として、あまりに合理性を欠いているのではないか。中医協でも支払側から、そのような指摘が出てきてしまうのも、無理のないことではないだろうか。

この加算はもともと、業界が強く要望していた「薬価維持特例」に相当する制度として、導入されたものだ。当時の議論の経緯から、現在のような仕組みになっているわけだが、制度の抱える疑問点について、十分に検討されたとは言い難い。どうしても現在のスキームを前提に議論しがちだが、運用されていくなかで、さまざまな問題点や疑問点が出てくるならば、見直しを検討すべきだ。

また、新薬に対しては、「先駆導入加算」が新設されるなど、薬価制度上の評価も相次いで行われている。こうした評価との関係についても、整理して議論されるべきだろう。他方で、費用対効果評価や加算の定量的評価の議論も行われているが、それらとも本質的には関係してくるはずだ。単に「恒久化」や「制度化」の議論をするのではなく、仕組み自体を大きく見直すことも含め、検討が必要ではないだろうか

（２０１５年３月１日号）

後発品使用促進で財務省が投げた「高い球」

財務省は、14年10月8日に開催された財政制度等審議会財政制度分科会で、後発品の使用割合目

標が「遅過ぎ、低過ぎ」であるとして、「目標の再設定を図る必要がある」と指摘するとともに、いくつかの新たな使用促進策の提案を行った。具体的には、「すべての保険者を対象に、後発品の使用が進んだ保険者の保険料が軽減されうる仕組み」をつくり、保険者機能を強化することや、「先発医薬品についての保険給付額を後発品に基づいて設定し、それを上回る部分は患者負担とする」参照価格制度を導入し、患者選択におけるインセンティブを与える、といった内容である。

財務省は、明らかに実現困難な「高い球」を敢えて投げ、「落としどころ」を探るその後の調整過程で、少しでも財政削減効果を勝ち取ろうとする「作戦」を展開することがしばしばある。それをしつこいほどに繰り返しながら、議論の流れをつくり出すのである。今回の提案について、財務省がどこまで本気で実現を狙っているのかは不明だが、保険料軽減措置も参照価格制度も、導入するにはあまりに制度上の問題が多い提案だと言わざるを得ない。

まず、後発品を多く使用している保険者の保険料を軽減する仕組みについて考えてみる。最近よく取り上げられている広島県呉市は、市町村国保としては全国で初めて、後発品を使用した場合の差額を国保加入者に通知する事業を行ったことで知られている。差額通知の発送開始後、50万～60万円だった1人当たりの医療費は40万円前後で推移し、年間1億円を超える費用削減効果を生んでいると言われている。さらに、国保被保険者証の更新時期に合わせて、後発品の「希望カード」を送付しているほか、単に費用削減を図るだけではなく、レセプトをデータベース化して、健康管理増進システムを導入している。

確かに、呉市のように、保険者として対応可能な取り組みはあるだろうし、できることを積極的に促進していくこと自体は必要なことであろう。だが、「保険者機能の強化」というお題目は、長年にわたって唱え続けられてきたものの、なかなか進まない。わが国の医療保険制度のもとで、保険者が実際に果たし得る機能には限界があるし、保険者の役割や権限に関する本質的な議論を抜きにして、医療費抑制の手段としてしか議論しないならば、それは適切ではないだろう。保険者が医療費抑制のために、医療へのアクセスを阻害するようなことは、決してあってはならない。

しかも、保険料軽減という「インセンティブ」、逆に言えば、後発品の使用が少ない保険者にとっての「ペナルティ」を課すことは、特定健診・特定保健指導の実施率に応じた後期高齢者支援金の加算・減算措置のスキームに倣ったものであるが、こうした経済的なインセンティブによって、政策目標の方向に誘導させることができると考えるのは、あまりに安易であると言わざるを得ない。後発品を使いさえすればよいというものではなく、個別に自主的な判断を行い、臨床上の判断からも適切に選択されるべきものだが、それをある種のペナルティを伴う強制的な仕組みで進めるというのは、望ましいものとは言えない。

後期高齢者支援金の加算・減算の仕組みは、保険者が生活習慣病対策を進めれば、後期高齢者において発症することの多い重篤な疾患の予防につながり、後期高齢者医療費の適正化につながるという（これ自体、決してエビデンスに基づいてはおらず、詭弁を弄しているだけではあるが、少なくとも制度設計上の理屈としては）考え方に立って、被用者保険と国保の特定健診・特定保健指導の実施率と、それらが負担する後期高齢者支援金の金額とをリンクさせたものだ。

それでもなお、このような仕組みには異論があり得るし、制度設計にいささかなりとも関わった私自身も疑問を持ってはいるが、後発品の使用実績に応じて後期高齢者支援金の加算・減算などを行うということになれば、いかにしてその関連性を説明するのだろうか。制度本来の趣旨から外れると言わざるを得ないだろう。

皆保険制度の根幹に関わる

同じように、いわゆる参照価格制度についても、さまざまな問題点を指摘することができる。参照価格制度は、旧厚生省が97年にドイツをモデルとして「日本型参照価格制度」の提案を行うなど、わが国でも導入の是非が何度か議論されてきたものであり、決して目新しい提案ではない。97年に導入が見送られた後も、財務省はことあるごとに提案を繰り返してきたし、厚労省内の一部にも推進する声があると言われるなか、民主党政権時代ではあるが、12年の厚労省版「提言型政策仕分け」で、検討が提案されるなど、当時の小宮山洋子大臣の肝煎りで議論が行われた経緯もある。

しかし、参照価格制度を導入すれば、現在の定率負担に加え、保険給付額を超える分が全額自己負担になることにより、患者負担がさらに増大し、医薬品の適正使用が妨げられ、所得によって、国民の必要な医療へのアクセスが奪われる恐れがある。また、後発品の価格に基づき設定された参照価格を超えた部分について、全額患者が負担するとなると、制度設計によっては現物給付の否定にもつながるなど、国民皆保険制度の根幹に関わる問題がある。

確かに、現行の薬価制度において、長期収載品の薬価のあり方は大きな問題のひとつである。しかしながら、その観点では、14年度薬価制度改革で導入された、いわゆる「Ｚ２」による「特例的な引き下げ」の新ルールは、参照価格制度のような仕組みに替わるものと考えることも可能である。

この新ルールの下では、一定期間を経ても後発品への適切な置き換えが図られていない長期収載品の薬価は、「特例的な引き下げ」が行われる。最初の後発品の新規収載後5年を経過した以降の各薬価改定において、後発品への置き換え率が「ロードマップ」で規定されている60％に達していない個々の先発品は、３段階に設定された置き換え率に応じて、「特例的な引き下げ」の対象となるというものだ。

これに伴い、02年度以降行われてきた「特例引き下げ」は廃止されることになったが、「Ｚ２」は後発品への置き換えが進まない限り、薬価改定の度に適用され続けることになるため、「Ｚ２」による「特例的な引き下げ」は「特例引き下げ」よりも厳しい影響が見込まれるとする声もある。

この効果自体、今後、検証していく必要があるけれども、厚労省保険局医療課は、「Ｚ２」は参照価格制度導入に替わる仕組みであると、非公式には説明していた。そうであるならば、制度設計上も弊害の多い仕組みを性急に検討する以前に、「特例的な引き下げ」の影響を見極めていくことが必要ではないだろうか。

後発品の使用促進が金科玉条のように議論されているが、原料や添加剤の違いなどによる不安は根強い。そうした有効性や安全性、さらには日本全体での安定供給といった点でも、問題を払拭できていない。奇を衒った方法を考えるよりも、こうした問題を解決することこそが、最も効果的な使用促進策であると言えよう。

（2014年11月15日号）

医薬品産業への危機感を示す「総合戦略」

厚生労働省が15年9月4日に発表した「医薬品産業強化総合戦略」には、医薬品産業の将来への強い危機感が示されている。それは、冒頭部分で、「創薬を巡る国際競争は厳しさを増す一方であり、我が国として産業構造やイノベーションを生み出す力が現状のままでは、日本の創薬産業は生き残りが困難な状況となる」と述べられていることに、はっきりと表れている。

他方で、「総合戦略」に盛り込まれている方向性の多くは、具体的な対応策は別としても、医薬品産業の課題として以前から指摘されてきたことである。厚労省は、医薬品産業の将来像や、イノベーションの推進策をこれまでも繰り返し打ち出してきた。今回の「総合戦略」もその延長線上にあり、多くの点で、至極もっともな内容が盛り込まれている。問題は、いくら「戦略」や「ビジョン」を出しても、医薬品産業自身が実際にどう対応するかという点であり、そこが産業政策の難しさでもある。

今回の「総合戦略」は、「『後発医薬品80％時代』においても、『国民への良質な医薬品の安定供給』・『医療費の効率化』・『産業の競争力強化』を三位一体で実現すること」を目標としている。後発品80％時代では、新薬メーカーにとって、長期収載品の売り上げが落ち込み、経営環境が厳しくなるのは当然だ。だが、後発品メーカーにとっても、品質や安定供給への懸念が指摘されるなか、責任が一層問われることになる。15年8月に仙台市で開催された「東北がんネットワーク」総会の際、厚労省の二川一男医政局長（当時）による特別講演を聴く機会があったが、二川局長は、「政府として後発品の使用を促進する以上は、安心して使ってもらえるよう、品質に問題のあるものは排除するなど、厳しく対応する」と述べていた。

今回の「総合戦略」のひとつの特徴は、後発品に関する記述が目立つことだ。製造販売や品質確保対策、情報提供・普及啓発、流通などのあり方について、多くの検討案が盛り込まれている。後発品については、中央社会保険医療協議会などで、品目が多過ぎるという点も問題視されてきたが、

「ひとつの成分（先発医薬品）に対し30数品目など非常に多くの後発医薬品が薬価基準に収載されることは、薬局等や医薬品卸売業者の在庫負担や安定供給への懸念となることから、対応策を検討する」との方向性も示されている。

こうしたなか、後発品メーカーも大きな変化を余儀なくされるのは確実であり、「企業規模がより大きなメーカーが誕生することが望ましい」であるとか、使用割合が80％になったあとの市場拡大の余地は、これまでよりも小さくなるため、「将来を見越して、各メーカーは集約化・大型化も含めてそのあり方について検討することが必要」であるといったメッセージが盛り込まれているのも、後発品メーカーにとっては、必然的な流れだと言えよう。

なお、後発品は、「医療保険財政の改善に資する」ことを目的に使用が促進されているが、診療報酬上のインセンティブ措置も含め、本当に医療費全体の抑制にどれほど効果的であるのか、検証が必要だろう。

イノベーションへの過剰な期待

他方、新薬メーカーでは、主力商品の特許切れと後発品の使用促進が経営基盤を脅かしているのに加え、新製品を次々と生み出すのも難しくなっている。少し古いデータだが、米国会計検査院（GAO）が06年に出したレポートによると、93年から04年に承認申請された医薬品のうち、革新的な新薬は約1割にとどまり、約7割は既存薬の改良に過ぎなかったそうだ。

日本でも、「日本再興戦略」や「健康・医療戦略」などで、医薬品産業のイノベーションへの期待が増しているが、それに反比例するかのように、創薬環境はますます厳しくなっている。新薬メーカーにとって、ブロックバスターに依存した体制は成り立たなくなってきており、アンメット・メディカル・ニーズへの対応などにシフトしつつある。だが、市場規模の小さいオーファン・ドラッグなどの開発は、企業のビジネスモデルとして、必ずしも容易ではない。

こうした状況で、今回の「総合戦略」では、臨床研究・治験活性化や産官学連携強化などの取り組みに加えて、「大規模なＭ＆Ａを行ってきた欧米メーカーと比較して、我が国の新薬メーカーの規模の小ささが指摘されることがある。医薬品の研究開発コストの増加やグローバルでの事業展開を考慮すると、日本の製薬メーカーもＭ＆Ａ等による事業規模の拡大も視野に入れるべき」との提言も盛り込んでいる。業界再編の必要性を打ち出している点も、今回の「総合戦略」の特徴である。

ただし、これは、政府の音頭で動くというよりも、企業判断が前提になる。確かに、グローバル市場でメガファーマと渡り合っていくためには、内資系メーカーをもっと集約すべき、といった声は以前から根強い。だがＭ＆Ａで規模を拡大すれば、成功するということではないはずだ。国内外での過去のＭ＆Ａ事案を見ても、決してすべてが企業価値の向上につながっているわけではない。

同時に、「総合戦略」は、「新薬メーカーの研究所から生まれる新薬が減少する一方、バイオベンチャーが新薬を生み出す事例が増加している」として、バイオベンチャーを振興する必要性も指摘している。バイオベンチャーの世界にも栄枯盛衰があることは言をまたないが、医薬品産業の構造が大きく変わってきていることは間違いない。なお、ハーバード大学のクレイトン・クリステンセン教授らは、研究開発プロセスの「アウトソーシング」などを通じた「サプライチェーンの破壊的イノベーション」により、「少しずつではあるが製薬業界も解体が進んでいる」と述べ、「医薬品業界の解体への重要な推進力」として、「バリューチェーン内の各所にある規模の経済のミスマッチ」を挙げている（『医療イノベーションの本質』）。

いずれにしても、厚労省による「総合戦略」を待つまでもなく、医薬品産業には大きな変化の波が押し寄せている。こうした環境では、「一定の期間新薬の創出ができなかったメーカーは、後発医薬品の使用が急速に進む市場の中で、事業の転換等も迫られる」という「総合戦略」の厳しい指摘も、避けられない現実になるだろう。

ところで、最近、医薬品産業に限らず、至るところで「イノベーション推進」が声高に叫ばれ、「成長戦略」に位置付けられる。しかし、真のイノベーションは簡単に起こるものではない。イノベーションという言葉からは、「創造的破壊」で有名なジョセフ・シュンペーターの名前が思い浮かぶが、彼が「新結合」と呼ぶ事態を遂行する「企業者」は、ごく一握りに過ぎない（『経済発展の理論』）。イノベーションの担い手は、それほど多く登場するものではない。

しかも、シュンペーターは、資本主義が「経済的成功ゆえに没落する」と述べた。社会主義の出現という彼の予言は外れたが、「企業者」を革新へと駆り立てる「非合理的かつ英雄的な貴族的精神」が衰退して、「安楽と効率」の精神が充満し、革新が「自動機械化」してしまうとの指摘は、今日的でさえある。イノベーションの重要性は否定しないが、過剰な期待を寄せるのも望ましいとは言えない。

（２０１５年10月1日号）

調剤報酬に「細かく踏み込む」財政審

15年10月30日に開催された財務省の財政制度等審議会財政制度分科会の終了後、分科会長の吉川洋東京大学教授（当時）は記者会見で、診療報酬を引き上げることを「とんでもない議論だ」と批判した。

この日の財政審では、診療報酬改定について、「市場価格を反映した薬価改定に加え、診療報酬本体のマイナス改定や、『経済・財政再生計画』に示された診療報酬に関わる改革検討項目（後発医薬品の使用促進、調剤報酬の見直し等）の実現により、医療費の伸びを抑制する」ことで、16年度の社会保障関係費全体の伸びを、「高齢化による増加分の範囲内」に収めるとの考え方が示された。

委員のうち1人だけは、「診療報酬引き下げは『モグラ叩き』のようなもので限界がある」として、慎重論を述べたものの、診療報酬本体のマイナス改定を求めることがコンセンサスになった模様だ。

財政審がこのような主張をすること自体、いつもどおりのことだが、この日の資料には大きな特徴が見られる。それは、各論の検討事項として、「入院・外来等に係る改革」よりも前に、「薬価・医薬品に係る改革」と「調剤報酬に係る改革」を置き、薬価・医薬品のあり方や調剤報酬に対する問題意識の高さを示していること、そのなかでも、とくに調剤報酬では、調剤基本料や薬学管理料の引き下げについて、細かく踏み込んで提案していることである。

薬価・医薬品については、概ね財務省がこれまでも主張してきたことを繰り返すかたちで提案が行われている。16年度改定に向けて、後発品の新目標（17年央の数量シェア目標70％）の反映や追加的なインセンティブ措置、後発品のさらなる価格引き下げ、特許切れ先発品の引き下げ措置（いわゆる「Z2」）の置換率の閾値見直しや引き下げ率拡大などに加えて、湿布（第1世代・第2世代）を含む鎮痛消炎剤の除外、ビタミン剤・うがい薬の例外条件廃止など、OTC類似薬の保険給付外化の検討を求めている。

また、16年度改定以降についても、先発品の価格のうち、後発品に係る保険給付額を超える部分を患者負担化する、いわゆる「参照価格制」について、17年央の後発品の数量シェア目標の進捗評価の時期を目途に、具体化の方策を取りまとめることや、スイッチOTC薬化された医療用医薬品の償還率引き下げは、遅くとも17年度通常国会に法案を提出することまで求めている。

これらのうち、「参照価格制」の導入や、ＯＴＣ類似薬の保険給付外化、スイッチＯＴＣ薬の償還率引き下げなど、保険給付範囲を縮小させる提案は、保険制度上の重大な問題を抱えており、私は望ましくないと考えるし、実現も容易ではないだろう。他方で、薬価算定ルールの見直しや後発品の使用促進は、薬剤費の抑制に向けて、中央社会保険医療協議会でもさまざま議論が進められるだろう。なお、新薬創出・適応外薬解消等促進加算については、「費用対効果評価の本格実施に向けた検討に併せて、重点化に向けた方策を検討」すべきとしている。「費用対効果評価の本格実施」として、いかなる運用を想定しているのかは不明だが、高額な新薬の開発が相次いで進められるなか、薬価制度でのイノベーションの評価のあり方について、整合的な検討が不可欠である。

「対人業務へ」は当然の流れ

調剤報酬については、厳しく切り込んでいこうとする姿勢がはっきりと表れている。例えば、財政審の資料のなかには、「現行の調剤報酬については、診療報酬本体とは別に、ゼロベースでの抜本的かつ構造的な見直しが必要」といった激しい表現が出てくる。

確かに、近年の調剤報酬の伸びは、他の医療費に比べて突出して高く、是正すべき余地は大きいと言える。これは、日本医師会などがかねて繰り返し主張している点であり、自由民主党の社会保障制度特命委員会の意見書でも、診療報酬全体としては財源の確保を求めながらも、大型門前薬局の引き下げを認める方向だ。こうした流れができてしまえば、財務省としても、調剤報酬に対する批判に上手く乗っかることができる。ただし、調剤報酬を診療報酬本体とは別枠で引き下げるという手法を採った場合、調剤報酬だけに影響を限定できる反面、改定率次第では、捻出された財源を調剤以外（医科など）に回さず、単に調剤報酬を削減するだけにもなりかねず、警戒が必要である。

調剤報酬に対する財務省の考え方は、「調剤報酬水準全体の引下げを図りつつ、真に『かかりつけ薬局』の機能を果たしている保険薬局に対する薬学管理料（及び調剤基本料の基準調剤加算）について、適切な差別化が図られるよう、要件を厳格化した上で重点評価すべき」というものだ。すなわち、「かかりつけ薬局」への重点評価は認めているが、処方箋の受付やピッキング業務に集中して収益を上げている現状を是正するため、調剤基本料で、大型門前薬局を念頭に低い点数が設定されている「特例」の対象拡充・点数引き下げを提案している。調剤料についても、投与日数や剤数に応じて業務コストが比例増することを前提とした仕組みを見直し、投与日数や剤数にかかわらず定額にすべきだとしている。薬剤服用歴管理指導料は、「お薬手帳」の適切な管理を行っていなくても算定可能であるなど、要件が形骸化しているため、「真に効果的に、継続的かつ一元的な管理指導を行っている薬局に限り、高い点数が算定される」よう求めている。

調剤薬局にとって、かなり厳しい提案が列挙されているが、厚生労働省も、10月23日に「患者のための薬局ビジョン」を発表し、「立地から機能へ」『対物業務から対人業務へ」「バラバラから1つへ」という基本的な方向性を掲げたところだ。薬局のあり方が大きく問い直される環境に入っていることは間違いない。ファルメディコ社長の狭間研至氏も指摘するように、調剤薬局の業務は、現状では「薬を投与するまでのところ」がメインとなり、「薬を出しっぱなし、調剤をやりっぱなしという状況」になりがちだが、薬学部で専門知識として重点的に教わるのは、「薬を投与したあと」の学問であり、薬剤師には「患者・薬物治療に寄り添うこと」が求められる（『薬局が変われば地域医療が変わる』）。薬剤師の専門性から考えても、「対物業務から対人業務へ」は当然の流れだ。財務省提案の実現可能性は別にしても、調剤薬局の機能や業務の見直しは避けられない。

このほかにも、7対1入院基本料算定要件の一層の厳格化など、さまざまな提案が盛り込まれているが、例えば、「重症度、医療・看護必要度」の基準を10対1にも追加すべきという提案は、注目される。7対1にも地域包括ケア病棟にも、それぞれ基準があるが、10対1にこの基準がないのは、整合的とは言えない。16年度改定に向けては、これまでのところ議論されておらず、18年度改定での検討課題になるかもしれない。

冒頭の吉川氏の発言に見られるとおり、診療報酬引き下げ圧力は強い。調剤報酬などで見直すべき点があるのは事実だ。だが、全体として費用削減に偏った政策は、大きな弊害を生みかねない。財政再建ばかり語られるが、「不況下での緊縮財政は景気にも健康にも有害」（デヴィッド・スタックラー&サンジェイ・バス『経済政策で人は死ぬか?』)でもあるのだ。

(2015年12月1日号)

第3章

混迷を深める「アベノミクス」と医療政策

安倍政権における設計主義的変革志向

先日、都内で開催された講演会で、日本福祉大学の二木立学長のお話を聴く機会があった。講演のなかで、二木学長は、安倍晋三政権の政策は、新自由主義的な志向が強い一方で、政府が経済界に介入するという、相反する流れも出現しており、こうした状況をどのように理解すべきか、解釈が難しいと述べておられた。

産業競争力会議や規制改革会議に象徴されるように、12年12月の政権奪還以降、安倍首相は「岩盤規制の打破」を掲げ、規制緩和や自由化による成長戦略をめざしてきた。実際には、当初大見得を切っていたほどの劇的な制度改正は多くない。それだけ「岩盤」は強固であり、掛け声倒れに終わっていると言えるかもしれない。しかし、安倍首相周辺から発せられる議論に、新自由主義的な傾向が色濃く出ているのは間違いない。

他方で、経済再生を第一に掲げながらも、景気の先行き不透明感が強まるなか、安倍首相は経済界に賃上げを要請している。これ自体、日本経済の最大の問題が賃金の低迷にあり、民間企業部門の貯蓄超過が続くなか、景気回復のためには、賃上げを促すことは正しい方向だと言える。ただし、ここまで政府が明確に賃上げを繰り返し要請するのは、これまでなかったことでもあり、新自由主義的な姿勢との整合性に疑問が生じるのも無理はない。

もちろん、現実には、市場原理主義と統制経済の二者択一ということはあり得ない。多くの先進国で、いわゆる「混合経済」が広がったように、市場メカニズムを尊重する側面と、政府が経済活動に介入する側面は、いずれも必要であり、バランス次第である。それゆえ、相反する方向性が共存することは十分あり得る。しかし、その場合には、異なる２つの側面をつなぎ合わせる理念や社会観が問われてくる。というのも、それがなければ、バラバラの政策を単に寄せ集めたに過ぎないからだ。

祖父・岸元首相の思考

ところが、安倍首相の発言などからは、その基本的な考え方が明確ではない。本人の頭のなかまではわからないが、あまり深くは考えていないのかもしれない。しかし、二木学長の問題提起に触発されて、私なりに整理すると、安倍政権の新自由主義的政策と政府介入的政策は、設計主義的な考え方をしている点で、大きくつながっているように思える。

新自由主義的な政策姿勢を設計主義的と呼ぶことには、違和感を覚えるかもしれない。なぜなら、設計主義とは、人間の理性によって、理想社会の構想を設計し、それを実現することができるという考え方であり、理想社会実現の手段として、政府が規制や富の再配分などで介入することを是とするのに対して、それを批判し、政府介入の撤廃を求めるのが新自由主義だからだ。新自由主義的な考え方では、市場は自動的に均衡を実現する一方、政府介入はそれを歪めてしまうため、必要ないだけではなく、望ましくもない。「自由放任」が正当化されることになる。

それゆえに、一般的に両者は、理念的な対極にあると考えられる。だが、政府介入を撤廃し、市場競争に委ねさえすれば、イノベーションが促進され、経済が活性化し、理想的な社会が出来上がると予定調和的に考えている点で、新自由主義もまた、人間の理性を過信していると言えるのではないか。つまり、社会を改造すれば、「ユートピア」に到達できると楽観しているのは、設計主義と共通なのだ。

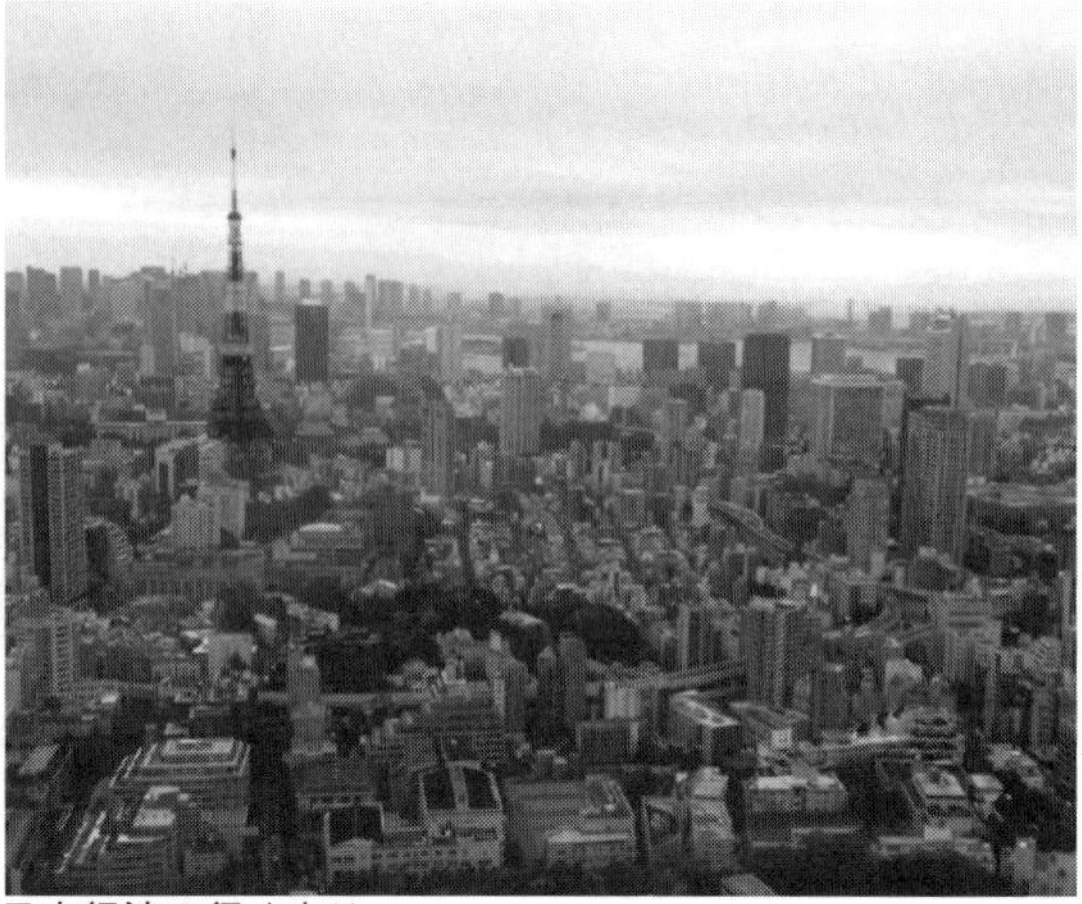
日本経済の行く末は

このことは、規制緩和や自由化といった新自由主義的改革のメニューが、政府による「上から」の成長「戦略」として位置付けられていることにも示されている。そして、成長戦略によって、活力ある日本経済の再生が成し遂げられると、安倍首相は自信満々に語っている。政府が直接的に強制する政策ほど設計主義的ではないし、政策手段が異なる以上、すべてが同じというわけではない。

しかし、社会や経済の合理的な改造が可能であると考えているのは確かである。それこそが、フリードリヒ・Ｆ・ハイエクが設計主義の弊害として批判した点であることを思い起こせば、新自由主義的な成長戦略は、設計主義の対極にあるわけではないのである。

とはいえ、何らかの政策を行うとすれば、どうしても、ある程度は人為的な要素を伴わざるを得ない。そのすべてを否定すると、どんな政策も講じられなくなってしまう。また、設計主義を批判したハイエクは、慣習に根差した「自生的秩序」に期待を寄せたが、それは社会の変化がさほど大きくない、安定的な世の中でこそ、成り立ち得るものだ。次々と新しいものに飛びつき、慣習や伝統の破壊へと赴く市場原理主義的な市場観は、ハイエクの市場観とも本質的に異なるはずである。むしろ、社会秩序が流動化する現代社会においては、その安定性を確保するために、政府が大きな方向付けを行うなど、政策的な介入の必要性が高まらざるを得ない。その意味で私自身、新自由主義的な政策よりも、政府介入的な政策が必要であると考える。

しかし、それは決して、社会を合理的かつ計画的に編成できると思い上がったものであってはならない。人間の理性には限界がある以上、長年の歴史のなかで蓄積されてきた経験知や良識を重視しつつ、試行錯誤を経ながら、漸進的に変化に対応していかざるを得ない。安倍政権の経済政策に政府介入的な要素が出てきていると言っても、今のところ、さほど露骨ではない。経済界への賃上げ要請にしても、政府が強制力を行使しているわけではない。これぐらいの方向付けは、あって然るべきだ。

だが「アベノミクス」を正当化しようとするあまり、安倍首相の口調はいつも断定的で、自分が世の中を大胆につくり変えることに、極めて楽観的である。安倍首相の頭のなかでは、規制緩和や自由化を進めるのか、政府が経済界に介入するのか、手段はどちらでも構わず、めざしているのは、自らの手で社会を合理的に変革することなのではないか。これはあくまで推測に過ぎないが、安倍首相は、事あるごとに、「変革」という言葉を好んで多用している。

政治的には「保守」と見なされる安倍首相が「変革」を掲げている点にも、矛盾を感じるかもしれないが、安倍首相の祖父の岸信介元首相が、戦前は「革新官僚」であったことを考え合わせると、興味深い。北一輝の『日本改造案原理大綱』に心酔し、私有財産制に「非常に強い疑問」(『岸信介証言録』)をもっていた岸は、統制経済論を推進した。経済における政府の役割は重要だとしても、岸の「満州は私の作品」といった発言にみられるように、発想があまりに設計主義的なのである。

政策手段の違いはあるが、社会を「上から」改造すれば、人為的に理想が実現可能だと考えている点で、安倍首相は祖父から、「空中に君らの頼もしい青春の血をもって日本の歴史を書くんだ」(岸信介が北一輝に初めて会った際に言われた言葉)という、変革志向を受け継いでいるのかもしれない。

安倍政権の経済政策には、さまざまな要素が混在しており、非常に分かりにくいが、どの政策をとってみても、ユートピア的社会工学の傾向が強いように感じる。ところが、社会とは、それほど単純につくり変えられるものでも、予定調和的なものでもないのである。（２０１６年3月15日号）

社会連帯を損なう世代間格差是正論の陥穽

最近の社会保障制度改革で強調されるキーワードのひとつが「世代間格差の是正」である。世代間格差とは、次のような考え方だ。

各世代の人たちが一生のうちに税金や社会保険料として負担する金額と、社会保障給付や教育、公共事業などによって受け取ることができる便益との差額、すなわち生涯純受益を比較すると、現在の高齢者はプラスで、負担額よりも多くの便益を享受している。

しかし、40歳代よりも下の世代に行けば行くほど生涯純受益はマイナスが拡大し、内閣府の試算によると、将来世代に至っては５０００万円を超える「損」をすることになる。現在の60歳以上の生涯純受益との差額は1億円近い。急速な少子高齢化によって不均衡は拡大の一途を辿るため、これを是正するには社会保障制度改革や財政再建が不可欠だ、という主張になる。

このような議論は目新しいものではない。経済学では20年以上前に、米国の財政赤字の持続可能性に関心が集まるなか、ボストン大学のローレンス・コトリコフ教授が『世代の経済学—誰が得をし、誰が損をするのか』を著し、「世代会計」という考え方が注目を集めたものである。

将来世代の便益を過小評価

確かに、世代間格差が拡大し過ぎることには問題もあるかもしれない。しかし、世代間格差の捉え方自体、言われるほど単純な話ではないし、その計測にも多くの問題点が存在している。

例えば、介護で考えてみると、介護保険の給付を直接的に受けているのは高齢者だが、それによって介護保険利用者の息子や娘なども介護負担軽減の恩恵を受けることができている。世間では年金問題への関心が依然として高いが、年金にも私的扶養の負担を社会化し、代替している側面があることは、無視すべきでない。単純に削減しても、私的扶養に費用が転嫁されるだけなのだ。

また、公共事業では、道路や橋といった施設を利用するのは、それらを建造した時点の世代だけでなく、将来世代にまで及ぶ。すなわち、政府支出による社会的便益は、支出時点のみならず、将来に向けて一定期間残存する。それゆえに公債発行による財源調達も正当化されるのだが、公債負担をめぐる議論と同様、こうした便益が十分に考慮されないまま、議論されることが多い。

もちろん、社会保障制度と公共事業とでは、性質の異なる点も多々あるが、医療についてもある意味同じようなことが言えるのではないだろうか。

高齢者ほど疾病リスクが高く、医療費を多く使うことが避けられないが、そうした支出を通じて医療提供体制が整備され、医療の技術進歩も図られ、国民全体の健康水準の向上につながる。つまり、現時点で直接的に給付を受ける患者だけではなく、それ以外の人たちや将来世代もその便益を享受すると見做すこともできるのだ。

しかも、経済成長や将来の生活水準の変化といった前提条件の違いによって、便益や費用という金額の経済的意味も大きく異なってくる。技術的にも、割引率の設定次第で、結果はいかようにもなる。にもかかわらず、推計した数字上で便益と負担を単純比較し、「得」だの「損」だのと騒ぎ立てるのは非生産的である。

社会保障・税一体改革の議論で、当時の野田佳彦首相は、かつての「胴上げ型」社会から現在は「騎馬戦型」社会になり、将来は「肩車型」社会になるというフレーズを好んで用いていた。しかし、一定の年齢で画一的に区切ることで、支える側と支えられる側を想定し、社会保障制度を論じるというのは、適当ではない。

世代間格差の議論にも見られるように、「高齢者」「若者」と一括りにして論じたところで、高齢者にも若者にも、それぞれに負担能力の低い「弱者」もいるし、負担能力の高い「強者」もいる。

例えば、世代間格差を是正する手段として、「高齢者にさらなる負担を求めるべきだ」との議論をしばしば耳にする。確かに、高額な所得や資産を有していて、負担能力が高いにもかかわらず、相対的に負担水準の低い高齢者も多く、そうした高齢者に一層の負担増を求めることは必要な事ではある。だが、高齢者を一様に負担能力のある集団だと捉えるかのような議論は、これまで高齢者を十把一絡げに「弱者」と一括りにしていたのを反転させただけで、これまた実態にそぐわない。

社会保障制度として重要なことは、支える側にしても支えられる側にしても、年齢だけを基準に考えるのではなく、年齢にかかわらず、支えることができる能力と支えられなくてはならない必要性に応じて、国民全体で連帯して支え合っていくことである。

ある一時期流行した「社会保障個人勘定」のような議論は、個別的な損得勘定に対する意識ばかりを膨らませ、社会連帯の意識を希薄化させかねない。国民の間の対立構造や不信感を一方的に助長するだけでは、何の解決にもならないのだ。

私は、別に「世代間格差に何の問題もない」などと言いたいのではない。いかなる格差であれ、行き過ぎはよくないのだが、世代間格差の議論を見ていると、技術的な難点があるばかりでなく、世代間対立を煽ることが自己目的化しているように思えてならない。

歳出削減をめぐる議論でも似たような状況にある。そのことは、世代間格差是正論と財政再建論が表裏一体の関係にある以上、当然かもしれないが、社会保障費にしろ、公共事業費にしろ、そのほかの歳出にしろ、財政の「ムダ」探しが優先されがちである。「ムダ」というレッテルを貼られた事業はバッシングの嵐に晒され、その対象も次々と広がり、既得権益と一般市民の対立構造が演出される。

バッシングの連鎖に

もちろん歳出にも見直すべき点があるのは確かだが、一見自明のように思われる「ムダ」な事業というものも、結局は政策の優先順位やそれぞれの主観も絡んでくるので、判断はなかなか難しい。ところが、「ムダ」の削減が絶対的な正義となり、バッシングの連鎖で国民の間は分断され、政府への信頼も失われていく。これでは、国民全体の連帯に立脚すべき財政本来の機能が果たし得ない。財政政策についていては、マクロ経済的に見ても、性急な財政再建がむしろ危機を招きかねないということは、ノーベル経済学賞受賞者であるコロンビア大学のジョセフ・スティグリッツ教授も指摘している通りだ。

そうしたマクロ経済面にも留意しつつ、これからの財政で必要なことは、国民の間の対立構造を先鋭化させることではなく、国民連帯の意識を回復することである。高齢者であろうが現役世代であろうが、能力に応じた負担の分かち合いのなかで、負担増の道を探っていくしかないのだ。

しかも、これからの少子高齢化のなかで、「多死社会」とも言われる時代が到来する以上、財政問題だけではなく、死生観や家族のあり方などの面も含め、世代を超えた応答こそが社会的に不可欠になってくるはずである。世代間格差については、冷静な議論が必要だ。（２０１４年6月15日号）

家族の支え合いへの過剰な期待が生む矛盾

安倍晋三首相は、家族の役割を非常に重視している。例えば、『文藝春秋』14年9月号に寄稿した「アベノミクス第2章起動宣言」で、次のような議論を展開している。

「大家族で支え合う価値を、社会全体で改めて確認することも必要でしょう。社会保障をはじめ、あらゆる社会システムにおいて、例えばその負担を軽減するなど大家族を評価するような制度改革を議論していきたい。最近では、二世帯住宅でも入口から別になっている独立型のものも出てきています。こういったものを政策的に応援することもひとつのアイディアです。三世代の近居や同居を促しながら、現代版の家族の絆の再生を進めてきたいと考えています」

戦後の日本では、地域や家族関係の希薄化が進行しており、その弊害が日本社会を覆い尽くしている。確かに、安倍首相も指摘している通り、家族には極めて重要な社会的機能がある。だが、「家族の絆」という理想を語っても、実際の家族における人間関係というものは、支え合いという美しい側面のみならず、さまざまな対立や葛藤も孕んでいるものだ。しかも、理念として大事だからと言って、実際の家族の置かれている状況を無視して、一方的な政策を推し進めても、家族の機能不全は深まるばかりだろう。

先に引用した議論のなかで、安倍首相が具体的にどのような政策を考えているのか、必ずしも明らかではない。しかし、深刻な社会問題となっている子育てや介護に即して考えると、「大家族で支え合う」ということは、孫の面倒を祖父母が見たり、高齢者の介護はその子ども夫婦が担ったりするという姿を想定しているものと考えられる。

そのインセンティブとして、社会保障負担なども軽減しようというのだ。家族で面倒を見れば、社会保障負担を軽減するということは、その方が社会保障給付費や各種の事業費を抑制できるという前提での議論のように推測される。

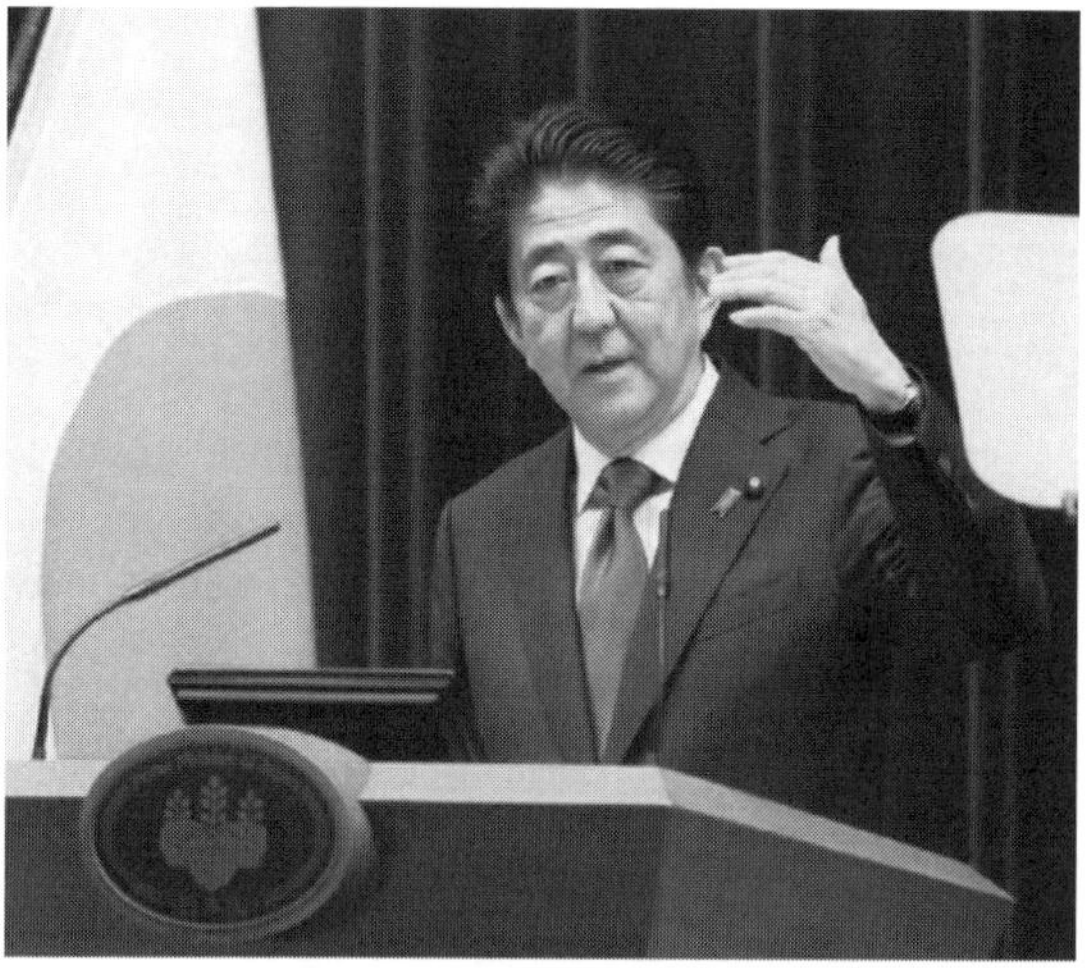

安倍首相は大家族の支え合いを強調するが……

もちろん、家族で支え合うことが可能なのであれば、そのようにすればいいだろう。しかし、家族を取り巻く環境はさまざまで、面倒を見ようにも、限界のある家庭が多いのが実態だ。家庭である程度対応するためにも、外部のサービスを利用しなければならないし、公的な支援を必要とする世帯も少なからず存在する。負担軽減というインセンティブを与えたところで、それだけで、なかなかうまくいくものではない。

むしろ、世帯間の格差という観点で考えると、必要に応じて多様なサービスも活用しつつ、家族で対応していくことが可能なのは、一部の比較的裕福な世帯が中心を占めることになるのではないだろうか。逆に、家族で面倒を見るにも物理的に困難で、外部のサービスを利用しようとしても、金銭的な負担面で難しいのは、それら以外の大多数の世帯であり、現下の状況では、そうした人たちへの対応こそが大きな問題なのである。

それを個々の家族の責任に押しつけたところで、かえって国民全体の支え合いの機能が弱体化しかねない。最近、「世代間格差」という問題が注目を浴びているが、そもそも、年金にしろ、介護保険にしろ、私的な扶養を公的に代替しているものだ。直接の受給者が高齢者だからと言って、若者世代が一方的に負担だけをしているというわけではない。

家族として扶養するのに要する費用を、公的制度の下で国民全体が分かち合っているのである。したがって、公的費用を抑制したところで、それはそれぞれの家族に私的負担として転嫁されるだけであり、格差が拡大してしまう。社会保障制度は、個別的な損得勘定を超えて負担を分かち合い、社会的紐帯を強化し、社会の統合や秩序の安定を確保するものだが、そのような機能を蔑ろにし、「家族の絆」に頼ろうとしても、社会に矛盾を生み出すだけなのだ。

なおかつ女性の就業促進も

しかも、矛盾ということで言えば、安倍政権で掲げている政策の間での整合性すら、十分に考慮されているとは言い難い。

安倍首相は、これまでのスピーチで、「女性の活躍」が成長戦略の「中核」であると述べている。そして、「全上場企業において、積極的に役員・管理職に女性を登用していただきたい。まずは、役員に、１人は女性を登用していただきたい」と、経済3団体に要請した。さらに、30代から40代にかけて女性の就業率が下がる「M字カーブ」の現象が依然として目立つことから、育児と仕事の二者択一を迫られている現実を改善するため、待機児童解消の加速化や「３年間抱っこし放題での職場復帰」支援、子育て後の再就職・起業支援といった施策を掲げている。

確かに、「女性の活躍」への支援は、必要な方向性ではあるだろう。しかしながら、それと「大家族で支えあう価値」や「現代版の家族の絆の再生」という理念は、どのように関連付けられるのだろうか。「女性の活躍」をめぐる問題は、子育てのみならず、介護において、一層深刻化してくるだろう。

もし、高齢者の介護を「家族の絆」で対応する、つまり、なるべく家族で高齢者の面倒を見るということを奨励するならば、それこそ女性の社会進出に大きな足枷となる。別に、女性が介護をすべきだということではなく、男性であっても構わないが、いずれにしても、「子育て世代」ならぬ「介護世代」の問題が深刻化し、数多の家庭で、介護と仕事の二者択一を迫られることになる。

最近は、在宅医療・介護の推進が大きな政策目標になっている。私も、できる限り住み慣れた地域で、その人らしい療養生活を支える仕組みづくりは大切だと思う。「在宅」といっても、厚生労働省が狭い意味での「自宅」だけを念頭に置いて議論しているわけではないこともわかる。とはいえ、家族にとっての介護負担の増加という面も見逃すことはできない。

約15年前の分析なので、必ずしも現在に当てはめて議論できないかもしれないが、岩本康志東京大学大学院教授らは、「在宅介護を行った場合に、介護者の退職もしくは労働時間の減少などによって、世帯の年間可処分所得は約16％低下することになり、経済的な機会費用も大きい」という推計を示したことがある。

私も、生死に関わる営みが繰り広げられる場としての家庭は、大切だと考える。しかし、現代の家族にとって、介護負担の問題は極めて深刻だ。そうした状況のなかで、「大家族で支え合う価値」を唱道したところで、問題の解決にはならない。子ども夫婦が働いていると、家庭の介護力が低下する。しかし、働きに出ないと、生活が苦しい。家族だけで面倒を見切れない以上、さまざまなサービスを利用するにも、費用負担が重く圧し掛かる。安倍首相のような家庭環境では困ることがないのかもしれないが、大多数の家庭においては、複合的な矛盾に直面することになる。

「現代版の家族の絆の再生」も「女性の活躍」も、それぞれスローガンとしては正しいのではあろうが、現実の家庭が抱えている困難さを十分に直視しておらず、あまりに「美しすぎ」て、かえって問題があるように思われる。

（2015年3月15日号）

新鮮味に欠ける「1億総活躍」緊急対策

安倍政権の掲げる「1億総活躍社会」を実現するための「緊急対策」が15年11月26日にまとめられた。急速な少子高齢化という、日本社会を襲っている未曾有の人口変動に対応するうえで、子育て支援や介護負担軽減のための施策は不可欠であり、今回の「緊急対策」に盛り込まれている事項には、もっともな内容も多い。また、「デフレ脱却」を第一に掲げる安倍晋三首相の従来の考え方は、「社会保障制度を維持するためにも、経済再生が必要である」というものだったが、安心につながる社会保障により、消費拡大などの効果が期待できるとして、経済成長一辺倒ではなく、「成長と分配の好循環」を重視している点も、評価できる。

だが、「緊急対策」をまとめるまでに「1億総活躍国民会議」が開かれたのは、たった3回だけであり、急いでまとめただけあって、もっともな内容である反面、新鮮味に欠ける感が拭えないし、どこまで「緊急対策」として効果的なものなのか、疑問を感じる。

肝心要は「処遇改善」

例えば、「介護離職ゼロ」の実現に向けて、「2020年代初頭までに、（中略）現行の介護保険事業計画等における約38万人分以上（2015年度から2020年度までの増加分）の整備加速化に加え、介護施設、在宅サービス及びサービス付き高齢者向け住宅の整備量を約12万人分前倒し・上乗せし、約50万人分以上に拡大する」との方針が盛り込まれた。しかし、いくら整備を「加速」するとは言っても、「約38万人分」は、従来の方針に沿ったものでしかない。しかも、「約12万人分」を「前倒し・上乗せ」するとしているが、それを実現するのは20年代の「初頭」とされている以上、20年度までに計画どおり約38万人分を整備し、その後の数年で約12万人分が整備されたとしても、「緊急対策」は実現したことになる。しかし、20年度からの数年間で約12万人分が整備されるということでは、あくまでこれまでの流れの延長線上にあると言えるのではないだろうか。

目標年に「初頭」を付けているのが、ミソなのかもしれない。「20年度」ではなく、「20年代初頭」と幅を持たせることで、整備量も上乗せできるというわけだ。しかも、整備対象となるのは、特別養護老人ホームのほかにも、介護老人保健施設、特定施設（ケアハウス）、認知症グループホーム、小規模多機能型居宅介護、看護小規模多機能型居宅介護、定期巡回・随時対応型訪問介護看護、サービス付き高齢者向け住宅が含まれているが、これらの内訳がはっきりしない。それによって、状況は随分と異なってくるはずである。

また、「1億総活躍国民会議」の第2回目で、厚生労働省は20年代初頭に「約40万人分」という数字を示したが、安倍首相の指示を受け、「約50万人分以上」へと、数字を上乗せすることになった。しかし、これは、定期巡回・随時対応型訪問介護看護とサービス付き高齢者向け住宅を追加した結果に過ぎないのだ。こうした数字弄りに走ってしまうのは、安倍首相から「不十分」と言われてしまった厚労省の苦肉の策なのかもしれないが、「緊急対策」と銘打つほどの内容とは言えない。

さらに重要な問題は、いくら介護基盤整備の旗を振っても、そこで働く人材のことが十分に考慮されていないことだ。もちろん、今回の「緊急対策」でも、「介護人材の確保を図るため、離職した介護職員の再就業支援、介護福祉士をめざす学生等への返還免除付き学費貸付の大幅な対象拡充、キャリアパスの整備を行う事業主に対する助成の拡充等を行う」との方針が示されている。しかし、介護現場の苛酷で低賃金を強いられている処遇を改善しなければ、いくら施設などを整備しても、圧倒的に人手が足りない。

15年度の介護報酬改定は、介護職員処遇改善加算の引き上げなどはあったが、大幅なマイナス改定であったため、人材不足と厳しい経営状況に直面している介護事業所にとって、大きな打撃になった。介護報酬が下がり、事業所の運営に深刻な影響が出れば、必要なマンパワーを雇用することも不可能になる。９年ぶりとなる介護報酬の引き下げを行っていながら、介護基盤の整備を加速させるというのは、政策としての整合性が著しく欠けていると言わざるを得ない。

処遇の問題は、保育サービスについても同様だ。「希望出生率1.8の実現」に向け、「待機児童解消を確実なものとするため、平成29年度末までの整備拡大量を40万人から50万人に拡大し、『待機児童解消加速化プラン』に基づく認可保育所等の整備の前倒しを図る」ことや、「保育士の人材確保を図るため、資格取得に向けた支援、保育補助者の雇用による勤務環境の改善や、離職した保育士の再就業支援等を行う」ことなどが盛り込まれた。しかし、保育士の給与水準も極めて低い。そこに十分な手当てが講じられなければ、保育士不足も解決できないだろう。処遇改善が行われないまま、整備拡大量の目標ばかりを引き上げても、現場は大きな矛盾に陥ってしまう。そのことは、介護にも保育にも共通して言える問題だ。

なお、子育て支援では、「子育てを家族で支え合える三世代同居・近居がしやすい環境づくり」も掲げられている。確かに、三世代同居・近居によって、子育てがしやすくなるというケースもあるだろう。また、これまで家族が軽視される傾向にあったが、子育てを含め、家族が重要な社会的機能を持つことも、そのとおりだろう。だが、家族は礼賛すべき素晴らしいことばかりではない。さまざまな葛藤や対立もない交ぜになっているものだ。現に、テレビ番組などでも、両親との同居生活で生じるストレスや苦悩を頻繁に取り上げている。家族によって状況はさまざまだが、過剰な期待を寄せても、限界があるかもしれない。

最後に、「名目GDP 600兆円の実現」についても触れておきたい。バブル経済崩壊後、企業部門は国内投資と人件費を過剰なまでに抑制し、一貫して「貯蓄超過」の状態にある。そのため、政府部門が「投資超過」（すなわち財政赤字）にならざるを得ない。こうした資金循環の構図が、今後どうなっていくかという点に注目する必要がある。今回の「緊急対策」では、企業の投資促進のため、法人税減税が挙げられているが、法人税の高さが日本企業の国際競争力を削いでいるというのは、根拠のない議論だ。むしろ、政府の産業政策は、常に成功するとは限らないものの、重要な役割を果たす場合も多い（マリアナ・マッツカート『企業家としての国家』）。市場の不確実性が増すなかで、安定的な経済成長の方向付けこそが求められるのではないだろうか。

また、「最低賃金・賃金引上げを通じた消費の喚起」が掲げられていることは、評価できる。90年代以降、非正規雇用の増加や人件費の抑制が、個人消費の低迷をもたらしただけでなく、結婚や子育ての障害にもなり、少子化に拍車を掛けてきた。いかにして賃上げを促進するかというのは、政策としては難しいが、こうした悪循環から抜け出すためには、雇用環境の改善が大前提となる。雇用を流動化・不安定化させるような新自由主義的改革は、こうした方向性とは逆行するものであるということを忘れてはならない。

（２０１５年12月15日号）

高齢者の地方移住は現実的な処方箋か

大都市部で急増する高齢者の地方移住を促進すべきとの議論に、世間の注目が集まっている。発端になったのは、15年6月4日に「日本創生会議」の「首都圏問題検討分科会」（座長：増田寛也・元岩手県知事）が発表した『東京圏高齢化危機回避戦略――一都三県連携し、高齢化問題に対応せよ』である。

このレポートでは、東京都、埼玉県、千葉県、神奈川県の一都三県の「東京圏」において、急速に高齢化して後期高齢者が10年間で１７５万人増え、入院需要や介護需要が大幅に増えると予想されることに対して、さまざまな対応策が検討されている。そのひとつとして盛り込まれているのが「東京圏の高齢者が希望に沿って地方へ移住できるようにする」という提言である。「東京圏」とは逆に、地方では、人口減少に伴って、今後の医療需要の減少が見込まれており、高齢者の移住を受け入れる能力があるとされている。具体的な移住先の候補地として、函館、青森、山形、富山、福井、岡山、松山、北九州、別府など、一定以上の生活機能を満たした26道府県の41地域が挙げられている。

確かに、大都市部から地方への高齢者の移住は、医療・介護の受け皿確保の方法として、ひとつの選択肢である。同様の提案は、これまでも繰り返し行われてきたし、実際に大都市部から地方に移住する人たちがいるのも事実である。そうした希望を持つ人たちに対して、円滑に移住が実現できるように、さまざまな政策的なサポートをすること自体は、必要なことであろう。

しかし、仮に大都市部から地方への高齢者の移住が促進されるとしても、大都市部での医療・介護需要の大幅増加による供給不足を解消し得るほど、多くの人たちが実際に移住しようとするだろうか。移住人口が限定的にとどまっている限り、高齢化問題への処方箋にはならない。

地方の側から考えると、人口減少が進んでおり、病院や介護施設のベッドは空くし、大都市部から高齢者が移り住んでくれれば、医療や介護の雇用が創出されることになる。地方において、医療や介護は地域を支える一大産業となっている。地方から大都市部への若年層の人口流出が人口減少に拍車を掛けていることを考えても、雇用の受け皿を確保するうえで、高齢者の移住は経済的な意味は大きいと言える。

だが、高齢者が移住してくることによって、本当に地方の若年層の人口流出を抑制することにつながるのだろうか。もしくは、大都市部から若年層も流入してくることになるのだろうか。仮に若年人口の減少が緩和されなければ、高齢者が地方に移住してきたとしても、高齢者たちを支える人手が確保できなくなってしまう。ベッドの受け皿に余裕があるという理由から、高齢者の地方移住の可能性が議論されているけれども、マンパワーの面での制約条件も考慮すれば、それほど簡単な話ではないはずである。

　このように考えると、地方が本当にどれだけ大都市部から人びとを惹き付けることができるのかによって、高齢者の地方移住というアイデアの成否は左右されることになる。前述した通り、この提案自体、決して目新しいものではないが、これまで上手くいかなかったにもかかわらず、これから実現できると考えるのは、あまりに楽観的だと言わざるを得ない。

　高齢者が地方移住を進めようとすると、当然、地域によって生活環境が大きく異なるという問題が立ちふさがる。地方移住を促進するとしても、人びとに強制することはできないなかで、大都市部での利便性の高い生活に慣れ切った人たちが、進んで地方に移り住もうとするだろうか。

　例えば、地方では、公共交通機関が十分に整備されておらず、何をするにも、自動車を運転しなければ、日常生活に著しい不便が生じることになる。しかも、「日本創生会議」が挙げている移住候補地には、雪国の地域もいくつか含まれているが、それまで雪国で生活したこともなく、雪かきや雪道での運転、歩行の経験もない人たちが、どれだけ老後の生活の場所に選ぶだろうか。こうした生活環境の違いは、若者であっても、かなり問題になるが、とくに高齢になってからでは、ますます生活に大きな影響を与えることになる。

　もちろん、それでもなお、移住の希望を持つ人たちがいるのであれば、しっかりサポートすればいいだろう。しかし、それまでの住み慣れた生活環境と大きく異なっており、しかも、何の地縁や血縁もない土地で、単にベッドに空きがあるかどうかという観点だけから、移住の可能性を議論するというのは、あまりに生活の視点が欠落しているという感が否めない。

地域包括ケアと齟齬も

その意味で、高齢者の地方移住というアイデアは、厚生労働省が推進している「地域包括ケアシステム」の理念とも、齟齬があるように思われる。なぜなら、地域包括ケアシステムとは、改めて説明するまでもなく、「重度な要介護状態となっても住み慣れた地域で自分らしい暮らしを人生の最後まで続けることができるよう、住まい・医療・介護・予防・生活支援が一体的に提供される」仕組みのことだからだ。これは、厚労省の資料に繰り返し出てくる、よく知られた定義である。そこに「住み慣れた地域」というフレーズが出てくる以上、大都市部で長年生活を営んできた住民にとって、それは大都市部であるはずだ。高齢になった段階で、それまでの居住地を離れ、馴染みのない所で生活するというのは、人にもよるが、それなりの負荷が掛かるだろう。

また、「地域医療構想」などを通じた医療提供体制改革の方向性とも、大きな矛盾がある。「地域医療構想」では、二次医療圏を基本とする構想区域ごとに、25年の医療機能別の必要病床数を推計し、次第に地域の病床数を「収れん」させることになっている。将来の必要病床数を推計するうえで、人口動態のベースになっているのは、国立社会保障・人口問題研究所が発表している将来推計人口だ。当然のことながら、そこには、高齢者の地方移住の影響は加味されていない。従って、現状の将来推計人口に基づく需要予測から、地方の病床数の削減が進められ、病床機能の転換が行われると、移住促進策が上手くいった場合、むしろ地方でのベッド不足や、医療ニーズとのミスマッチが生じかねない。とはいえ、実際に上手くいくかわからないのだから、地方移住の影響を見込むわけにもいかない。

そもそも、「地域医療構想」における将来の必要病床数は、それほど厳密に捉えるべきものでないと言える。地方移住でなくとも、将来推計人口に乖離が生じることはあり得るし、患者の受診行動や治療方法などの変化によって、医療需要は左右されるからだ。あくまで、現状をそのまま投影した場合に想定されるトレンドとして、理解すべきものであろう。こうした点に留意は必要であるが、それぞれの地域で、医療提供体制改革が進められていくとすれば、現状の病床数などを前提として、地方移住の議論はできない。

大都市部の高齢化問題は深刻であり、容易な解決策はないが、社会を人為的に大きくつくり変えることはできない。奇を衒ったアイデアに注力すれば、非現実的で非生産的な議論になりかねない。

（2015年9月15日号）

消費税増税再延期で厳しさを増す次期同時改定

安倍晋三首相は16年6月1日、17年4月に予定されていた消費税率の引き上げを2年半再延期すると表明した。これにより、ただでさえ楽観できないと見込まれていた18年度診療報酬・介護報酬同時改定は、ますます厳しさを増すことになるだろう。

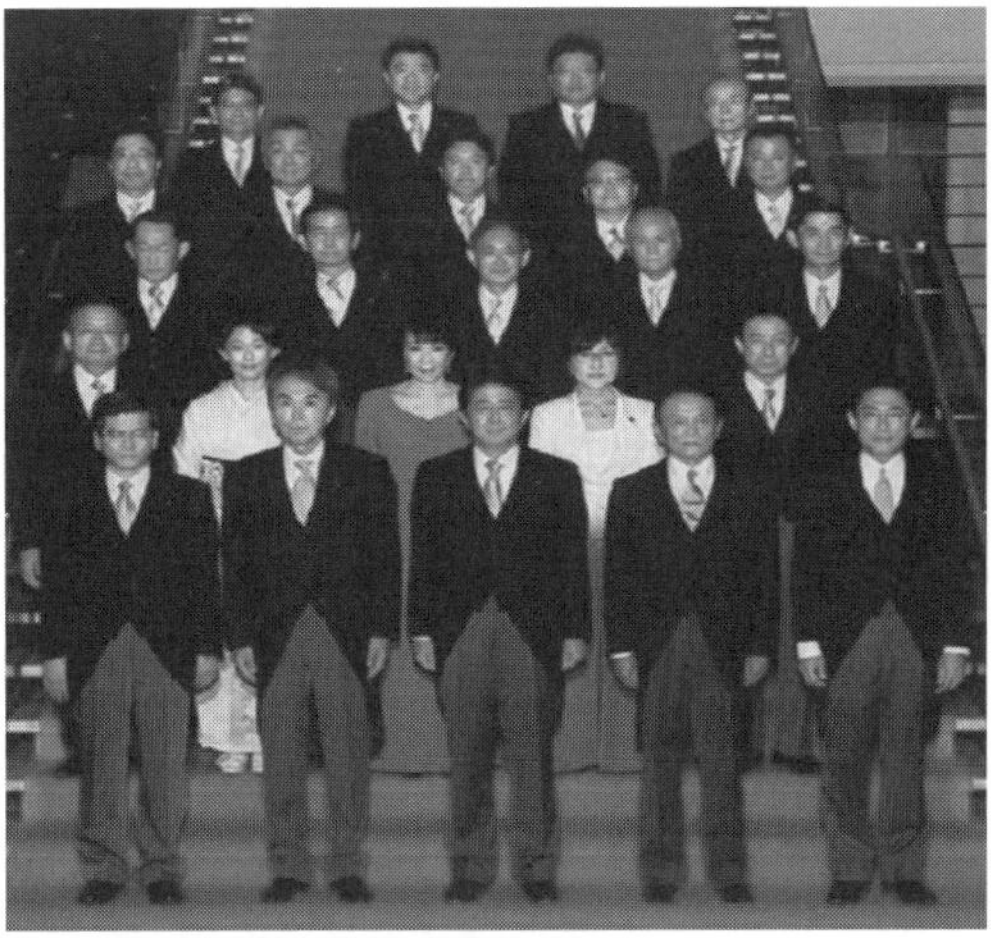
安倍内閣は消費税増税を再延期

今回の安倍首相の判断は、ある意味で予想できたことである。安倍首相は、伊勢志摩サミットで財政出動の政策協調をぶち上げようとしているのではないか、本心では消費税増税をやりたくないのではないか、といった憶測はかねて広がっていた。日本経済の現状は、増税しさえすればよいといえるほど、盤石な状況にないのは事実である。依然として景気回復の動きは脆弱であり、先行きは不透明だ。それゆえに、財政による景気の下支えも必要であろう。

だが、伊勢志摩サミット以来の安倍首相による説明は、支離滅裂であり、ご都合主義的でしかない。世界経済にリスクがあることは否定できない。経験則的にいっても、87年にブラックマンデー、97年にアジア通貨危機と日本での相次ぐ金融機関の破綻、07年にサブプライム危機（翌年にリーマン・ショック）が起きており、金融危機の10年周期説が確認できる。中国の経済状況をはじめとして、不安定要因が顕在化しているなか、もしかすると、近いうちに同様の危機が発生するかもしれない。だが、現在の日本経済の脆弱さは、海外が原因なのではない。内需が依然として低迷していることが問題なのだ。

しかも、安倍首相は1日の会見で、現状が「リーマン・ショック級」との認識を否定し、世界経済の先行きについても「悲観していない」と述べた。国内外から批判が相次いでいることを受けてか、伊勢志摩サミットのときのニュアンスから大きく軌道修正を図っている。しかし、そのように発言してしまうと、消費税増税を再延期して備えなければならない「リスク」とは何なのか、まったく説明が立たなくなる。それでは、伊勢志摩サミットでの安倍首相の認識が正しかったのかというと、あれほど筋の通らない説明もない。

安倍首相は、コモディティ価格が14年以降55％下落しており、それがリーマン・ショック前後と同様であると、伊勢志摩サミットで主張したそうだ。ところが、このような指標で「リーマン・ショック級」であるかどうかを議論することには意味がない。危機の発生可能性を占うような指標ではないからだ。リーマン・ショックのような事態が生じた場合、需要の大幅収縮を埋め合わせるため、財政出動が必要になるだろう。だが、危機に備えて、それを予防するためにとるべき対策というものは、本来的には異なるはずだ。

　Ｇ７各国を比較すると、経済成長率がとりわけ低いのは日本なのだ。それは、伊勢志摩サミットで安倍首相が示したようなコモディティ価格の下落や、新興国経済の低調ぶりに起因するものではない。所得が伸び悩み、民間消費を中心に、内需が低迷していることこそが原因なのであり、これまで「異次元の金融緩和」に偏重してきた「アベノミクス」が行き詰まっていることを示しているに過ぎない。アベノミクスが順調であれば、14年の総選挙時の「再延期はない」という約束は守られたはずである。その責任を認めたくないがために、海外経済の動向を持ち出しても、牽強付会の誹りを免れないし、責任逃れでしかない。

　内需が低迷しているため、財政による景気下支えの必要があるのは確かである。米国財務省でさえ、日本の財政再建の「行き過ぎ」への懸念を示している。しかし、安倍首相は、消費増税を再延期する一方で、「財政健全化目標は堅持する」とも述べている。これではむしろ、伊勢志摩サミットで財政出動の必要性を訴えたということと、整合性を欠くと言わざるをえない。安倍首相は「総合的かつ大胆な経済対策をこの秋、講じる」とも述べているが、「財政再建の旗を降ろさない」のでは、財政による景気刺激策でも何でもない。財政出動といっても、単に消費税増税が嫌なだけで、そのために伊勢志摩サミットを利用したといわれても、仕方がないだろう。

私は個人的には、消費税増税は予定どおり実施しながら、その景気へのマイナス影響を相殺するためにも、さらなる歳出増を組み合わせるという選択肢もあったのではないかと考える。安倍首相が再延期の方針を表明した以上、こんなことを議論したところで詮ないかもしれないが、そのほうが、社会保障制度の安定を図りつつ、総需要が増加する分、経済政策的にはまだ意味があるはずだ。

政権内の政策順位が低い医療

今回の消費税増税再延期は、今後の社会保障政策にどのような影響をもたらすことになるのであろうか。安倍首相は、社会保障について、「引き上げた場合と同じことをすべて行うことはできない」と明言している。さまざまな政策の修正が余儀なくされるということだ。ただし、「子育て世帯を支援していく、この決意は揺らぎません」と述べ、50万人分の保育の受け皿確保を約束どおり実施すると宣言している。また、「介護離職ゼロ」に向けた介護の受け皿50万人分の整備も、予定どおり進める方針だ。さらに、保育士や介護職員の処遇改善など、「一億総活躍プラン」の関連施策も、優先的に実施していく考えを示している。

安倍首相は、これらの施策に必要な財源について、「アベノミクスの果実の活用も含め、財源を確保して、優先して実施していく」と述べている。すなわち、アベノミクスによる税収増を振り向けることで、赤字国債の発行に頼ることなく、実現を図るということである。しかし、保育や介護といった分野の名前は挙がるものの、医療については言及がない。政権内での政策の優先順位が、保育や介護に比べると、医療はかなり低いことがうかがえる。税収増を保育や介護に振り向けるとともに、消費税率を引き上げることなく、プライマリーバランスの黒字化目標を堅持しようとすると、医療にはなかなか十分な財源が回ってこないかもしれないのだ。

私見を述べれば、今回の安倍首相の示した方針を前提とした場合でも、増収分の財源の一部を医療に回せる余地はあると考える。というのも、出産・育児などへの支援という観点では、最近、女性医師が大幅に増加しているし、看護師をはじめ、女性の医療従事者は極めて多い。もちろん、育児は女性だけの問題ではないが、勤務状況が過酷になりがちな医療現場で、子育て世代の医療従事者の処遇改善や、働きやすい環境づくりの必要性がますます増大しているのだ。また、安倍政権の掲げる「地方創生」の観点からも、地域で雇用を生み出し、地域内でのお金の循環をもたらす医療への財源投入は、有効な経済政策となりうる。

とはいえ、最終的には、さまざまな政治的判断も関わってくることにはなるが、客観的に見て、次期18年度改定を含め、医療への財政制約が一層強まる可能性のほうが高いと考えざるをえない。それに加えて、今回のような理屈で判断していった場合、果たして19年10月までに消費税増税が可能な環境が整うのか、景気循環的にも、再増税に踏み切れる経済状況になっていないのではないか。先行きの不透明感は増すばかりだ。

（２０１６年６月15日号）

軽減税率騒動から考える消費税の「罠」

17年4月に消費税を10％に引き上げる段階で軽減税率を導入し、対象範囲は酒類と外食を除き、加工食品を含む食品全般とすることが15年末に決まった。財源規模は約1兆円となる。この間の与党協議は、対象範囲を巡って難航を極めたが、政策論としての必要性というよりも、与党内の政治的な思惑と駆け引きが優先され、その結果、将来に禍根を残しかねない結論になったと私は考える。

今後、軽減税率によって不足する分の財源をどう確保するかについて、議論が詰められることになるが、15年10月の段階で真っ先に決まったのが、「総合合算制度」を見送り、４０００億円を捻出することだ。軽減税率の対象範囲を生鮮食品に限定すれば、これで財源は確保できるが、その後、公明党の要求をのんで対象を加工食品まで拡大した（外食を含めると、高級料理店での食事まで対象になってしまうため、外食を除外するというのは妥当な結論だが、加工食品でも、高級弁当などがあるし、実務的には、逆に線引きの設定が難しくなる）結果、さらなる財源確保が必要となった。しかし、総合合算制度を軽減税率の代わりに廃止するということ自体、政策論として考えると、おかしなことだ。

総合合算制度とは、低所得者の負担軽減のため、医療・介護・保育・障害に関する自己負担の合計額に上限を設定する仕組みとして検討されていたものである。これまでも、各制度で個別に低所得者対策が講じられているが、複雑化して全体像がわかりにくく、家計全体として過重な負担となり、セーフティネットとして不十分な面があった。そこで、制度横断的な自己負担軽減策を導入し、所得再配分機能を強化しようとしていたのである。他方で、軽減税率も低所得者対策として導入されるものだが、その恩恵は、低所得者にとどまるものではなく、高額所得者も大きなメリットを受ける。従って、総合合算制度を見送る代わりに、軽減税率を導入するということは、低所得者から高額所得者にメリットが移転することを意味してしまうのだ。政策論として考えると、理屈が立たず、本末転倒だと言わざるを得ない。

大切なのは「連帯感」

こうした事態を生んでしまうのも、施策に必要となる財源を、消費税という特定の税目に限定して賄う仕組みになっているためだ。そうすると、見込んでいた税収が確保されなければ、国民生活にとって必要な施策であっても、それを削らざるを得なくなる。本来的に言えば、社会保障関係費を消費税だけで賄わなければならない理由はないはずだ。社会保障関係費は増加を続けており、その財源として、消費税を充当するということは理解できるが、だからと言って、財源を消費税に限定する必要はない。しかし、消費税収と社会保障関係費が厳格にリンクしてしまうと、軽減税率のようなかたちで税収が減少したり、社会保障関係費の伸びに合わせて消費税率を引き上げていかない限り、社会保障に対して抑制的に作用することになる。このため、社会保障の充実を掲げて消費税増税をしていながら、それを実感できなくなってしまうのである。消費税目的税化にはこうした「罠」があるということを、私はかなり以前から指摘している（拙稿「消費税目的税化は社会保障費抑制につながる」『中央公論』07年10月号）が、財源を巡る議論に当たっては、問題点を十分に認識しておく必要があるだろう。

軽減税率の対象範囲が拡大したことで、財源を調達する手段として、税収の上振れ分の活用、たばこ税の増税、外国為替資金特別会計の活用、赤字国債の発行など、さまざまな提案が出ている。いずれもひとつの方法だが、財源確保策として課題も多い。しかも、たばこ税のように、「一体改革」の枠組み以外の財源であっても、目的税として位置付けられることになるのだろうか。そして、これらの財源が活用できなくなったときには、社会保障関係費への削減圧力が強まることになるだろう。

軽減税率の問題を手掛かりにして、消費税と社会保障関係費の関係について議論してきたが、財源問題を考えていくうえでは、財政のあり方を見つめ直していく必要もある。と言うのも、最近は財政再建ばかりが強調されているが、財政は、収支の辻褄を合わせるためにあるのではないからである。財政というものは、人々にとって不可欠な公共サービスを国民全体が連帯して支え合いながら供給し、社会を社会として機能させるために存在するものであるはずだ。

歳出にも見直すべき点があることは否定しない。だが、「ムダ」探しに躍起になっていると、財政を個別的な損得勘定で捉える風潮を蔓延させ、国民の間に分断と政府に対する不信を生んでしまう。そして、財政健全化のためにどのような数字合わせをするかという皮相的な議論に陥ってしまうのだ。

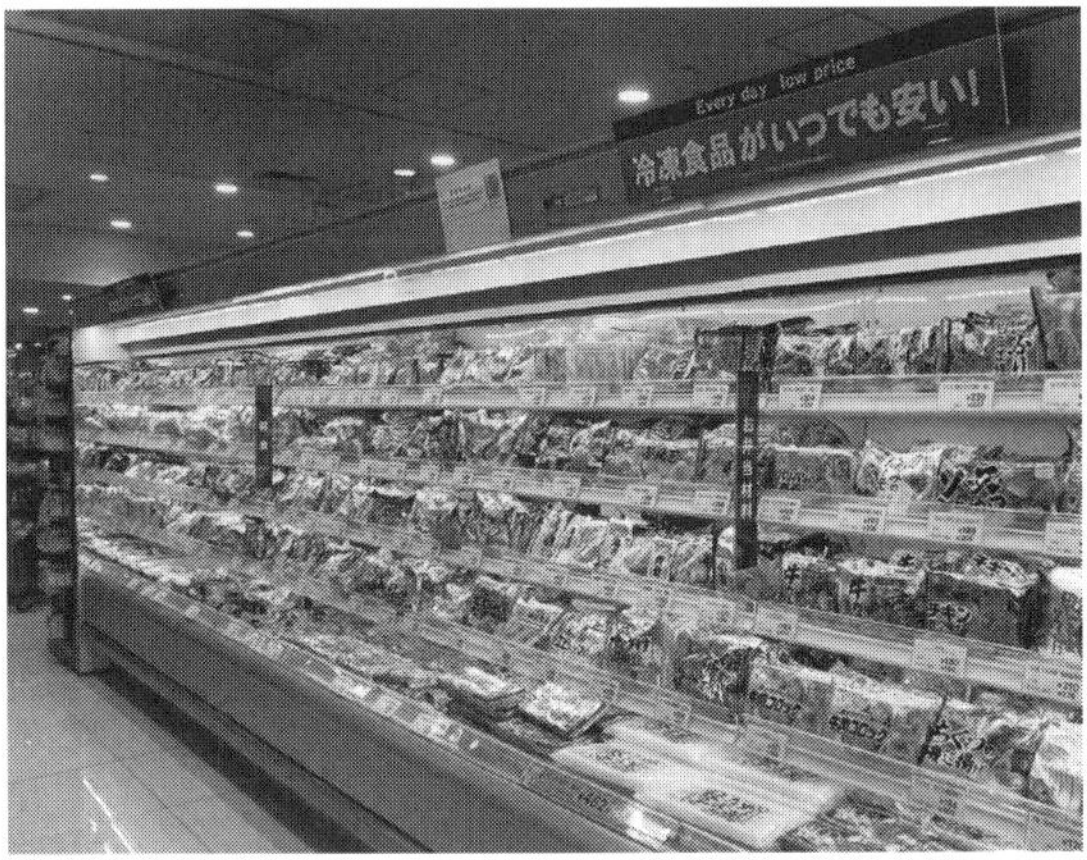

総合合算制度を見送り、加工食品にも軽減税率適用

しかも、問題視されている財政赤字にしても、経済との関係のなかでの「結果」に過ぎない。家計と企業の民間部門が貯蓄超過を続けている以上は、政府部門が赤字にならざるを得ない。こうした状況で財政再建を急いでも、逆に景気後退を招き、財政再建自体がおぼつかなくなる。

とはいえ、政府債務の累増を永続させることもできない。問題が表面化するのは、経済状況が変化し、日本銀行が金融政策を引き締めに転じなければならなくなるときである。それでもなお、日銀が国債を買い支えることになれば、金融市場にも、実体経済にも、大きな歪みが生じてしまう。近視眼的で性急な財政再建に弊害があると同時に、財政赤字を拡大し続ければいいということでもなく、経済状態も踏まえつつ、中長期的な道筋を描いていく必要がある。

その際に重要なことは、社会的に必要な公共サービスを確保するためには、自らの損得勘定を超えて、国民全体で負担を分かち合っていくという「連帯感」を回復することである。そうすることによってこそ、財政が本来の役割を果たすことができ、社会の安定と統合にもつながる。歳出面で改革すべき点は改革しつつも、一方的な歳出削減では、社会の基盤が大きく揺らいでしまうのだ。

もちろん、負担増を行う場合であっても、やはり経済状態に注意しなければならない。景気後退局面における負担増は、かえってマイナスになりかねない。他方で、景気が回復すれば税収の増加も見込めるが、それだけで十分とは言えない。となると、中長期的に負担増は避けられない。負担が増えるといっても、それと同時に社会的に必要なサービスが安定的かつ適切に供給されるならば、負担する側から見ても、お金は十分回っているのである。

それでは、負担増をどのようなかたちで行うべきであろうか。社会保障関係費の財源としては、消費税ばかりに議論が集中しているが、もっと負担能力に応じた支え合いを考える必要があるのではないか。負担には、応益負担と応能負担がある。消費税は応益負担的な色彩が強い。実際には、応益負担と応能負担が組み合わされる以上、消費税の必要性を否定するものではないが、応能負担のさらなる強化が不可欠だ。軽減税率を巡って、財源の数字合わせの議論になっているが、税負担と社会保障政策との関係について、議論をもっと深めるべきであろう。

（2016年1月15日号）

【補注】消費税率の引き上げ時期は、17年４月から19年10月へと、更に２年半延期されたが、いずれにしても、税率を10％へと引き上げる時点では、この時の自公合意による軽減税率の導入を前提として議論が行われるものと予想される。軽減税率の問題点は改めて認識しておくべきであろう。

強まる社会保障費抑制への懸念

15年度予算編成に向けた各省による一般会計の概算要求額が、史上初めて１００兆円の大台を超えた。これから年末まで、予算折衝が行われ、最終的な政府案が決定されることになるが、14年度予算に引き続き、15年度も大型予算の編成になりそうだ。安倍晋三首相の進める「アベノミクス」の「第2の矢」として、「機動的な財政出動」が掲げられており、「国土強靭化」や「地方創生」など、政権の目玉施策に多くの予算が割かれることになるだろう。そうした状況で、最大の歳出項目は、言うまでもなく社会保障費だ。

年金・医療などにかかる経費について、概算要求では、「自然増として８３００億円を加算した額」まで要求が認められたが、予算編成過程では、「合理化・効率化に最大限取り組む」こととされている。

15年度予算編成過程で、それがどこまで実現するかは不明であるものの、客観的な情勢として、財政規模が拡大するにつれて、財政健全化の名のもとに、社会保障費抑制の議論が今後一層強まることが懸念される。

なぜなら、「国土強靭化」や「地方創生」に対する安倍首相の強い思い入れとは異なり、社会保障政策はあまり積極的に位置付けられていないだけでなく、かなり問題を孕んだ考え方も示されているからだ。そのことは、例えば、安倍首相が『文藝春秋』9月号に寄稿した「アベノミクス第二章起動宣言」を読めば明らかだ。安倍首相は、大家族による支え合いを重視していくべきだとしている。家族の役割を軽視してきた戦後の風潮に弊害があるという点は、私自身も同意するが、これから大家族の価値を再生しようとしたところで、社会保障制度の機能強化を図ることなく、そのような理想を語り、家族の役割に期待を寄せても、短絡的だ。

国民全体で連帯してこそ可能となる支え合いの機能を個々の家族の責任に押し付けたところで、公的負担は軽減できても、私的負担は著しく増大し、むしろ家族が機能不全に陥り、社会に大きな歪みをもたらすことになるだろう。

安倍首相自身がこのような一面的な社会観を堂々と述べているなかでは、社会的紐帯の基盤であるはずの社会保障制度が疎かに扱われかねない。ただし、現実的に考えると、社会保障費抑制の流れを生み出す可能性が高いのは、安倍首相の個人的な社会観の直接的な影響というよりも、緊縮財政の必要性を強調する風潮のほうだろう。

このままでは財政破綻してしまうため、社会保障にも「聖域」を設けることなく、切り込んでいかないといけない、という議論が国内に広く流布している。現在の財政状況に何の問題もないと言うつもりはないが、極端に危機を煽るような議論もまた、不正確であるし、むしろ別の深刻な問題を引き起こすことが懸念される。

しばしば国の財政状況を家計に譬えて、月収30万円の家計で1ヵ月当たり23万円の借金をし、5143万円強のローンを抱えているのに等しいかのような議論が行われる。実際、この数値は財務省の「日本の財政関係資料（平成26年2月）」に示されているものだ。しかし、政府と家計では、債務の意味は根本的に異なっている。

国家財政と家計は違う

政府債務の場合、内国債である限りは、国債を保有している債権者は当該国の国民であり、租税によってその償還財源を負担するのも、それによって支払いを受け取るのも、同じ国のなかの国民だからである。しかも、そこで用いられる通貨を発行するのは、その国家自身なのである。

紙幅の制約もあり、詳述することはできないけれども、通貨の使用者たる家計の予算と、通貨の発行者たる政府の予算とでは、本質的な相違がある。そうした事実を無視し、家計とのアナロジーで財政赤字を論じることは、一見したところ、いかにわかりやすいものであろうとも、国家の位置付けについて、国民の間に間違った認識を植え付けることになる。

また、財政はあくまで手段であって、目的ではない。マクロ経済政策上、民間部門が需要不足に陥っているときに、それを補って有効需要を支え、景気安定化をもたらすというのは、財政の大きな役割である。しかし、ハーバード大学のジェフェリー・フランケル教授なども指摘するように、先進国の財政政策は、好景気のときに財政規律が緩み、不景気のときに財政再建が進められ、「景気循環増幅的」になりがちである。景気安定化という観点からすれば、景気後退期は財政再建に望ましくない。財政政策は、景気との関係も十分に念頭に置く必要があるのだ。また、財政の持続可能性という観点からすると、金利の動向も重要だが、これまでのところ、極めて低水準で維持されている。

とはいえ、財政赤字に問題がない訳ではない。国内債の場合であっても、償還財源を租税で負担する国民と、償還を受け取る国民は同一の人たちとは限らない。となると、所得配分上の不均衡を引き起こす可能性がある。

さらに、高齢化による家計の貯蓄減少が、今後とも続いていくと見込まれる。そうすると、これまでは国債消化を支えてきた国内の貯蓄投資（ＩＳ）バランスが悪化するのは確実だ。それでは、日本銀行が国債を購入していきさえすれば、すべての問題が簡単に解決するのかと言うと、必ずしもそうとは言い切れない。

デフレ脱却までは、低金利下にあって、国債の買い入れで日本銀行がバランスシートを拡大させていっても問題は生じない。しかし、デフレから脱却したあとは、いずれ物価安定のため、逆に金融引き締めを行わなければならない状況も出てくる。その場合は、むしろ国債を売却し、金利を引き上げることになるが、そうなると、財政上の問題が生じる。物価動向との兼ね合いで、今後の金融政策のあり方が問われてくるだろう。また、今日の金融市場は、グローバル化され、投機的な動きも見せている。国債市場が、そうした不安定な荒波に晒される可能性も無視できない。

このように考えると、決して財政赤字について楽観ばかりはしていられないのだが、あまりに一面的な議論だけで、性急な財政再建を強いることにも問題が多い。しかも、わが国は決して財政規模が大きい訳ではない。「小さな政府」をめざすことに無理があるのだ。であるならば、歳出削減を過度に優先させるよりも、景気への影響にも配慮しつつ、適切な負担増による財源確保こそが必要だろう。

世界的なベストセラーになっている『21世紀の資本論』の著者であるトマ・ピケティ教授は、格差是正のための累進課税を提言している。ノーベル経済学者のジョセフ・スティグリッツ教授も、「税制の累進性を高めれば、不平等が緩和されるだけでなく、経済も刺激される」と指摘している。

安倍首相は経済成長を第一に掲げているが、社会保障制度が揺らいで将来不安が広がれば、経済成長にもマイナスとなる。野放図な財政運営は持続不可能だし、中長期的には財政健全化を考えなければならないが、スティグリッツ教授も指摘する通り、「日本政府は最後の手段として、公共財への投資削減や社会保障制度の縮小に傾くかもしれない。しかし、そのような政策は、根源的な価値観と将来の経済展望を危機に晒す可能性がある」(『世界の99%を貧困にする経済』)のである。

(2014年10月1日号)

消費税増税が突きつける困難な選択

社会保障・税一体改革の最大の眼目は消費税増税だったと言っても過言ではない。社会保障制度を充実するためには、財源としての消費税増税は避けられないし、消費税増税の合意形成を図るには社会保障制度改革の議論が不可欠だった。97年の引き上げ時には、相次ぐ金融機関の経営破綻の影響も相俟ってデフレ不況を招いたと批判され、橋本内閣退陣にもつながったことから、消費税増税の必要性は繰り返し指摘されながらも、政治的に忌避され続けてきた。

国民的人気を誇った小泉内閣でも、消費税増税の前に社会保障費抑制という方針の下で、消費税増税の議論は完全に封印された。しかし、財源問題で躓いた民主党政権で、前回の引き上げから約15年を経て、民自公の3党合意で一体改革の道筋がつくられた。

消費税増税分は全額社会保障に充当されることになっている。消費税率引き上げが診療報酬改定と重なることもあり、診療報酬のアップへの期待も大きかったが、消費税補填分を除くと実質マイナス改定となり、一部には「約束違反だ」との批判もある。

だが、ここで気をつけなければならないのは、予算を完全に区分経理しない以上、カネに色はついていないという当たり前の事実である。今回の消費税増税に伴う増収分に限らず、これまでも99年度以降、毎年の予算総則で地方交付税分を除く国分の消費税収は基礎年金、老人医療、介護に充てると明記してきた。その意味では、これまでもある種の社会保障目的税だったわけだ。

しかし、消費税収だけではそれらの必要経費をすべて賄えず、赤字国債を含めてほかの歳入も充てているし、そもそも区分経理していないために、予算上は具体的にどの財源を何に使っているかは明確化されていない。消費税収を社会保障に充てていると見做しているに過ぎないと言うこともできるのだ。

今回の一体改革では、消費税収の使途を年金、医療、介護、子育ての４分野に拡大した。全額を社会保障に充当するといっても、医療以外の３分野にも財源が回されるし、医療でも、使い道が診療報酬なのか補助金なのか、それらを何に配分するのか、今後の議論次第である。

合計で消費税を５％引き上げることになっているが、３％相当が機能強化、１％相当が将来世代の負担を減らす機能維持、１％相当が消費税引き上げに伴う社会保障支出等の増――とされている。ここで機能強化に充てるとされている財源も、本当にそれが「真水」で増えるのかは疑問が残る。

既存の予算の組み替えなどによって、形のうえでは機能強化のための予算をつけたように見せかけるといったことも十分想定される。カネに色がついていない以上、予算編成上の小細工をやろうと思えば、いとも簡単にできてしまうのだ。

医療費には自然増もあり、それを賄う財源も必要になるし、そもそも現状でも赤字国債で賄われている状況にあるのだから、消費税増税による安定財源の確保がどこまで新たな予算上の充実に結びつくのか、あくまで今後の予算編成での政治判断次第であると言えよう。消費税率が引き上げられるからといって、医療費に必要な財源がきちんと手当されるとは限らないという客観情勢は、冷静に認識しておくべきだ。

ところで、私は、一定の経済前提の下、消費税増税は中長期的に避けられないと考えている。だからといって、社会保障制度のための増税の議論を消費税だけに限定する必要もないし、すべきでもないというのが私の意見だ。

この度の税制改正でも、高額所得者の所得税・住民税の増税が行われた。能力に応じた負担という観点からは、消費税増税以上に理に叶った方向だと評価するが、こうした消費税以外の財源を社会保障の充実に振り向けることがあってもよいはずである。当然ながら、議論すべきは社会保障だけでなく、公共事業や教育など、そのほかの多くの分野との間の優先順位に応じた配分の問題である。

　他方で、法人税減税の議論が繰り返し俎上にのせられているけれども、財源確保のために消費税増税をしながら法人税減税をするというのは道理が立たない。税制のあり方も社会的価値観が反映されるものだが、消費税に限らず、税体系全体の議論がなければ、不十分だと言わざるを得ない。社会保障財源の議論を消費税に限定すべきでないというのは、税体系の議論からだけではない。むしろ、消費税に限定した議論をしていると、逆に給付抑制につながることをも懸念するからである。

　消費税は景気による変動の少ない安定財源だが、消費に賦課されるため、税率が一定なら、概ね消費の伸びに比例してしか増えない。しかし、社会保障費が経済成長率よりも高い伸びを示すことは確実だ。これから増える社会保障費をもっぱら消費税で賄おうとすると、税率を段階的に引き上げていかなければならない。

　しかし、これまでの消費税増税をめぐる状況からも明らかなように、政治的に見て消費税は非常に増税しにくい税目である。社会保障費の増加に伴って消費税の税率を引き上げていくことが難しければ、逆に社会保障費を大きく抑制しなければならなくなるのだ。

　特定の税目だけで議論していると、まるで小泉内閣当時に経済財政諮問会議の民間議員が提案していた「伸び率管理」のような仕組みになりかねない。そうした懸念を抱いて、私は07年頃から「消費税目的税化は社会保障費抑制につながる」と警告してきた。たとえ社会保障費の財源という名目で消費税を増税しても、それだけで今後の社会保障制度の充実が保証されるわけではないのである。

引き剥がしか、齟齬の拡大か

医療界にとっては、控除対象外消費税の問題も深刻である。理屈では、日本医師会などがかねて要望している通り、例えば診療報酬を非課税から課税に改めたうえでゼロ税率にするなど、税制上の抜本対応をするのが筋だ。

ただし、最初のボタンの掛け違いを後から修復しようとすると、いくつかの問題も出てくる。税制上の抜本対応をする場合、財務省は、これまで診療報酬に上乗せした分を引き剥がすべきと主張するだろう。さらに財務省は、診療報酬だけではなく食料品などの他品目でも軽減税率の適用が避けられなくなり、医療の機能強化に充てるはずだった財源がなくなってもいいのかと脅してくるかもしれない。

14年度の診療報酬改定では、消費税補填分で初診料が12点、再診料が3点、入院基本料が2%程度引き上げられた。過去2回の上乗せ分の1・53%はその後の診療報酬改定を経て、もはやそのまま残っていないという議論は可能かもしれないが、10%への引き上げ時に税制上の抜本対応が行われることになれば、今回の補填分は確実に引き下げられる。それを理由に基本診療料に上乗せしたからだ。

他方で、万が一、診療報酬への上乗せという手法が継続されると、どの点数に上乗せするのか、再び紛糾するだろうし、控除対象外消費税の理不尽な負担で医療機関経営は大きく圧迫され、医療提供体制に深刻な影響が出かねない。

どういう対応になるかはこれからの議論だが、いずれにしても消費税への対応は頭の痛い問題だ。

（2014年3月1日号）

自民党による厚労省分割提案をめぐって

厚生労働省の分割案に注目が集まっている。厚労省がひとつの行政組織として抱えている業務量の多さから、分割案はかねて一部で囁かれてきたが、16年5月11日、小泉進次郎衆議院議員が事務局長を務める自民党「2020年以降の経済財政構想小委員会」（橋慶一郎委員長）で分割の提言がまとめられたことから、大きな話題となっている。旧厚生省と旧労働省の統合は、いわゆる「橋本行革」によって決定され、01年から厚生労働省となった。現時点から振り返ってみると、橋本行革の省庁再編には、本当にどこまで意味があったのか、首を傾げたくなるものもある。

例えば、巨大官庁ということでは、旧自治省、旧郵政省、旧総務庁が一緒になった総務省は、同じ組織で担当しなければならないほどの業務上の関係性が存在していたわけではなく、いまだに

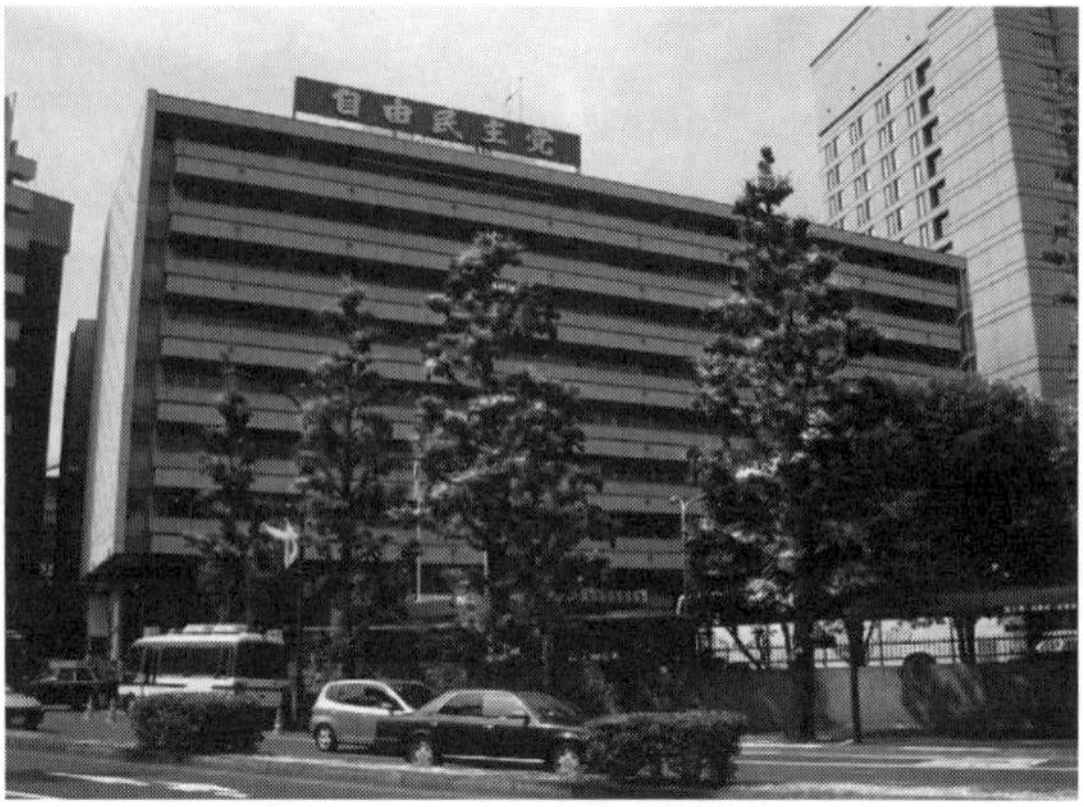

厚労省分割に自民党は本気で取り組むのか

採用などの人事管理も一体化していない模様だ。官邸機能の強化が図られたのも、橋本行革であり、内閣府が誕生し経済財政諮問会議なども設置された。最近、事あるごとに、内閣府や内閣官房にさまざまな本部や部署が乱立気味に設置され、各省から人集めをしているが、むしろ不必要に仕事を増やし、霞ヶ関全体の業務効率を下げているとしか思えない場合も少なくない。

他方、旧大蔵省は財務省と金融庁に分離された。当時、金融行政のあり方には多くの批判が噴出しており、不良債権問題への対応や「金融の財政への従属」と呼ばれる状況に、大きな問題があったのは事実だ。しかし、最近の経済政策論議や国際交渉をみていても、財政と金融のつながりの強さを意識せざるを得ない。役所は完全に別になっているが、担当大臣は現在、麻生太郎氏が兼務している。

このように考えると、そのときどきの思いだけで「組織いじり」をしても、それが望ましい結果を生むとは限らない。今回の厚労省分割提案にしても、1人の大臣で担当するには、業務範囲が広すぎるなどの問題があり、何らかの対応を検討する必要があることは同感だが、それは省庁再編時点からわかっていたはずだ。

今回の小委員会の提言で、「20年前には、ここまで人口減少や少子高齢化が急激に進むことは想定されていなかった。この20年間で社会保障給付は大幅に拡大し、働き方も大いに多様化した」との指摘があるが、想定以上のスピードで進んだと言っても、当時から、今後の大きな社会問題として指摘されており、傾向として念頭に置いておくべきであったはずだ。何のための行革だったのか、と言わざるを得ない。

確かに、今回の提言で、「厚生労働大臣は、平成27年通常国会において、３００時間以上の委員会審議に参加し、３００回もの国会答弁を行った。これは、他の大臣と比較すると突出して重い負担である」とか、「国会でも、両院の厚生労働委員会が審議すべき法案が非常に多く、重要法案が遅れる原因となっている」と指摘する問題は、間違いなく存在している。

しかし、国会の常任委員会の構成は、かつて社会労働委員会であったものが、その後、90年代初頭に厚生委員会と労働委員会に分かれていた。それが省庁再編に合わせて、厚生労働委員会として、再び一緒になった。つまり、国会審議のあり方という観点では、以前はひとつの委員会であったものを、審議の充実という観点で分離したにもかかわらず、橋本行革を機に再び統合したということだ。

これから委員会を分離するとなると、1人の大臣で掛け持ちするのは難しくなるため、大臣も分けなければならないということになるかもしれない。ただし、厚労大臣に限らず、首相や大臣を国会に拘束しすぎている習慣自体、もっと見直してもよいだろう。いつも大臣が出席していなくても、副大臣や政務官の答弁で足りる場合も多くあるはずであり、同じ内容の質問の繰り返しなどによる審議時間の浪費も非常に多い。こうした国会運営の見直しも必要ではないだろうか。

深刻なのはマンパワー不足

また、分離するとしても、どのように分離するかというのは、複数の考え方があり得る。今回の提言でも、3つに分割するか、2つに分割するか、3つに分割する場合には、どのように担当分野を分けるか、という観点から、3案が提示されている。具体的には、

①社会保障（年金・医療・介護）子ども子育て（少子化対策・子育て支援）国民生活（雇用・再チャレンジ・女性支援）

②社会保障（医療・介護）子ども子育て（少子化対策・子育て支援）国民生活（年金・雇用・再チャレンジ・女性支援）

③社会保障（年金・医療・介護）国民生活（少子化対策・子育て支援・雇用・再チャレンジ・女性支援）

とされている。たとえ本当に分割するとしても、絶対的な答えがあるわけではないのだ。単純に担当を分け切れないということは、ひとつの行政組織で処理するには、業務量が膨大過ぎるという問題があるとしても、それらの業務の間には、極めて密接な関係があるということだ。むしろ、完全に分離することは、その連携効果を弱める可能性も否定できない。

しかも、省庁再編の際もそうだったが、組織の大幅な見直し自体によって、ますます業務が大変になる。組織のあり方に絶対的な答えがなく、今回の提言でも３案があるとすると、どのようなかたちで分割するのか、その議論だけでも、多くの時間を要することになるだろう。また、組織の見直しの具体像が決まれば、設置法をはじめ、所管の法律や政省令など、さまざまな改正業務も発生する。

こうした問題点を指摘しているからと言って、別に分割すべきでないと主張したいのではない。あまりに巨大官庁であるがゆえの問題があり、対策を検討する必要はあるとしても、「組織いじり」を繰り返すようなことは決して行うべきではなく、中長期的な視点で、冷静な議論をすべきだというとである。むしろ、厚労省の問題でより深刻なのは、今回の提言にもあるように、「厚生労働省は、業務量に比して本省定員数が少なく、職員の残業時間は霞ヶ関でワーストである」ことだ。それゆえに、厚労省を分割しようがしまいが、職員数を増加させなければ、円滑な業務の遂行は不可能であろう。

これも、単に職員数の問題ではなく、その働き方も大きく影響しており、国会対応などとの関係も出てくる。それらも含めた検討が必要だが、私が10年前に厚労省に勤務していたときの経験でも、どの部署にもマンパワーが決定的に不足しており、極めて大変な状況にあった。現在は当時以上に苛酷になっているものと思われる。業務量に相応しい職員数の配置が、何よりもまず急務であると言えるのではないだろうか。

厚労省をひとつの行政組織として維持するか、分割するかは、いずれにもメリットとデメリットがあり、どちらの選択肢もあり得るだろう。現状維持の場合でも、何らかの対策が必要であることは間違いない。いずれにしても、20年前の橋本行革がそうであったように、大々的に「改革」の旗を掲げ、大掛かりな見直しを行い、注目を集めようとしたところで、大騒ぎになる割には、望ましい結果を生まない危険性があるということは、肝に銘じておくべきだ。

（２０１６年6月1日号）

あとがき

「はじめに」でも記したとおり、本書は、雑誌『医薬経済』に連載している「医政羅針盤」の原稿をまとめたものである。「羅針盤」と言っても、本書を読めば、今後の医療政策が明確に方向づけられ、予測可能になるという性格のものではない。そのようなことは、そもそも不可能だ。医療政策は多くの課題に直面しているけれども、必ずしも先行きがはっきりしているわけではない。むしろ、これから生じうるような問題や、議論の俎上に載せられているさまざまな提案の問題点について検討することで、医療政策の将来に向けた検討の視点を提供することを企図している。あらゆる政策には、メリットとデメリット、光と影がある。それらを比較衡量しながら、弊害が生じる可能性を最小化するように手当てをしていくことが、政策立案者に求められる。すなわち、政策立案においては、平衡感覚が重要なのだ。しかし、世の中全体で平衡感覚が失われてしまい、極端な言説や、世論受けとスピードばかりがもてはやされ、政治や経済の日々の変化もあまりに急激となるなか、政策のあり方やその問題点について、冷静にしっかりと議論することが難しくなっているようにも思われる。一連の連載を通じて、むしろ最近の医療政策を批判的に検証しながら、問題点についてしつこく論じたため、「医政羅針盤」というよりも、「医政斜め読み」といった様相を呈しているかもしれない。
連載中より、多くの研究者や政治家、官僚、医師、製薬企業幹部などから、読後の感想をいただいた。とくに、日本福祉大学学長の二木立先生には、頻繁にコメントをいただくとともに、情報交換をさせていただき、多くの示唆を受けた。そして、二木先生から、「連載原稿を早く本にまとめなさい」というお言葉を何度かいただいたことも、本書のようなかたちでまとめることを考える大きな後押しとなった。勤務先の山形大学では、10年2月の着任以来、嘉山孝正医学部参与（国立がん研究センター名誉総長）、久保田功理事・副学長、山下英俊医学部長、根本建二附属病院長をはじめ、多くの先生方から、日々、貴重な経験の機会をいただいており、それが私の血となり肉となっている。また、客員研究員を務めている日本医師会総合政策研究機構でも、横倉義武日本医師会長をはじめ、皆様から多くのことを学ばせていただいている。もちろん、本書についての全責任が、私にあることは言うまでもない。連載に当たっては、雑誌『医薬経済』編集長の森下正章氏、書籍化に当たっては、医薬経済社取締役の佐久間宏明氏に大変お世話になった。これらの皆様に、改めて御礼申し上げる。

2016年9月　　蔵王山脈の麓の飯田キャンパスの研究室にて筆を擱く

村上正泰

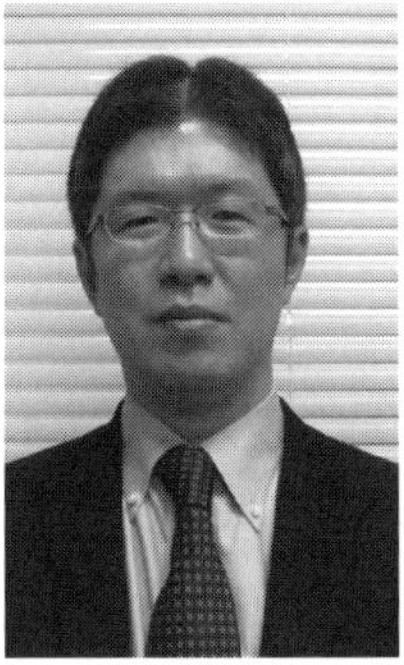

著者略歴

村上正泰（むらかみ・まさやす）

1974年広島県生まれ。1997年東京大学経済学部卒業後、大蔵省（現在の財務省）入省。財務省国際局調査課課長補佐、内閣官房地域再生推進室参事官補佐などを経て、2004年～2006年に厚生労働省保険局総務課課長補佐として、医療制度改革に携わった。2006年に財務省を退職。2010年より山形大学大学院医学系研究科医療政策学講座教授。

主な著書に『日本の医療政策と地域医療システム』（日本医療企画）、『医療崩壊の真犯人』（PHP新書）、『TPP黒い条約』（共著、集英社新書）、『高齢者医療難民』（共著、 PHP新書）など。

医療羅針盤　激動する医療と政策の行方

2016年10月30日　第1刷発行

著　者　村上正泰
発行者　藤田貴也
発行所　株式会社医薬経済社
〒103-0023
東京都中央区日本橋本町4-8-15ネオカワイビル8階
電話番号　03-5204-9070
URLhttp://www.risfax.co.jp
装　丁　佐々木秀明
印　刷　モリモト印刷株式会社

ISBNコード：978-4-902968-60-6